目指せ！デキる看護師

スキル

プロフェッショナル
外科ナース
入門

著
市田 正成
いちだクリニック院長

文光堂

序　文

　本書は美容形成外科のクリニックにとどまらず，外科系クリニックのナースとして
プロを目指す人の役に立つことを目的として書かれた入門書です．これまでの手術書
は，入門書であっても基本は医師か，研修医を対象に書かれたものが中心でした．こ
のたび，ナースのための入門書を執筆することにしたのは，わかりやすい入門書を求
めるナースが予想以上に多いことがわかったからです．

　普段クリニックで接しているのは，駆け出しの研修医やこれから修練を積んでいこ
うとする若い形成外科医と比べても，手術の助手という立場において，技術的には医
師以上に理解して，要点をつかんでいるところが多いナースばかりなのです．そんな
クリニックに研修医クラスの医師が登場した時，最初はナースの助手としての動きを
よく見てから助手につくようにと指導します．これはどのクリニックでもいえること
ですが，局所麻酔下では，医師と助手の会話はすべて患者さんに聞かれるため，術中
の手術の指導に関する会話はあまりしたくないのです．

　術者が若い医師にあれこれ注意したり，指導している様子は，手術を受けている患
者さんにとっては，気持ちのよいものではありません．むしろ不安を増幅させられる
ことになります．めぼしい手術はすべて全身麻酔で行う総合病院とはそこが大きく異
なります．そんななかで術者とナースは無言のうちに，または患者さんにはわからな
いような言葉で，しかも手術はスムーズにうまく進んでいるような雰囲気のうちに終
了するのが理想的な手術なのです．

　本書は，まったく経験のないナースでも理解できるようにわかりやすく解説したの
で，向上心にあふれるナースの方々のお役に立つことができると思います．

　手術は限りなくたくさんの種類があるのではなく，定型的なものがほとんどです．
つまりパターンが限られているということです．そのことがわかったナースはほっと
します．覚えなければならない手術の種類は無限ではなく意外に少ないからです．

　ですから，本書で解説する手術は種類が限られていても，重要なものは網羅してい
るので，入門書としては十分に役に立つものになると確信しています．これから外科
系のクリニックで手術に携わっていきたいと考えておられるナースの方に少しでもお
役に立てれば幸いです．

2022 年 2 月

市田　正成

CONTENTS

1章 総　論 ―外科系ナースの仕事概要―

2章 各　論 ―現場の仕事―

A 現場の基礎知識

B 手術の実際

Supplement

＊**ドレッシング**：手術部位の被覆とテーピングをすること.

＊**有鈎鑷子(ゆうこうせっし)**：先端に鈎状(かぎ)の突起がある医療用ピンセット.

＊**バイポーラ凝固止血器**：先端がピンセットのようになっており，一方の先からもう一方の先へと電流を流すことで，つまんだ箇所を止血・凝固する器具.

＊**指ブロック(digital block)**：指の基部に局所麻酔剤を注射して，そこから先端に向けて全体を麻酔する方法. 指には左右に知覚神経が走っているため，その各指の基部の左右に局麻剤を1〜2mL注射する必要がある.

＊**紡錘形(ぼうすいけい)**： 糸を棒状のものに巻きつけた，中央が太く両端が細い形.

＊**スキンフック**：皮膚鈎(こう)(先の曲がった鈎状(かぎ)の医療用器具)のことで，切開部皮膚の端にこれをかけると術野が非常に見やすくなるため常用する(2章-A-2[手術器具]p.15, 16参照).

＊**ドレーン**：体内に貯留した血液・膿・滲出液を排出するための管，つまり排液管のこと.

＊**筋鈎(きんこう)**：術野を広げ手術操作をしやすくするために筋肉などの軟部組織を拡げる器具.

＊**三角皮弁**：形状が三角形の皮弁のこと，三角形の1辺のみは血行が保たれているが，他の2辺は皮下が剥離されている. Z形成術やW形成術には特にこの皮弁を有効に移動する.

＊**ドレーピング**：清潔なシーツやフィルムで術野とその周辺を覆うこと.

＊**ソフラチュール®ガーゼ**：抗生剤を含んだ荒い目のガーゼのこと.

＊**ウェットガーゼ**：生理食塩水を浸み込ませたガーゼのこと.

＊**ドライガーゼ**：普通の「乾(かわき)ガーゼ」のこと.

＊**波状形成術**： このような切除デザインの形成術. ジグザグ状は この形.

＊**タイオーバー固定**：一度剥がした皮膚が創部から浮いてずれないように，綿やガーゼで圧迫しながら固定する方法.

＊**アンカリング縫合**：皮膚が動かないように基部に縫合すること.

＊**湿綿球**：生理食塩水で湿らせた綿球のこと.

＊**モスキートコッヘル**：組織をはさむための器具. モスキートは小さいという意味.

＊**クランプ**：組織をはさむこと.

＊**皮膚ペン**：手術野のマーキングに使うマーカー.

＊**ピオクタニン®**：染色液. 従来口腔内の消毒などに使われてきたが，手術の細かいデザインのマーキングにも用いられる.

＊**ブジー**：直径0.2〜0.9mm，長さ10cm程度の鋼線(こうせん)で，先端は丸くなっている. もとは涙管ブジーと言って涙管を通すためのもの. 細いナイロン糸などに通してスムーズに糸を結ぶ時などに用いる.

＊**カリパー(caliper)**：両脚式測径器のこと. 眼瞼皮膚を閉瞼状態でつまむようにはさむと余剰皮膚の量がわかる. その時カリパーにできたすき間(径)の長さを差し引いた量が余剰皮膚ということになる.

＊**メッツェンバウム剪刀(せんとう)**：キルナー剪刀と比べて先端が少し丸くしてあるため，皮下の剥離の際，前進と周囲の剥離がスムーズに行える(2章-A-2[手術器具]p.17参照).

＊**カニューレ**：脂肪吸引に用いる金属製の管. チューリップカニューレ®は製品名.

＊**メイヨー剪刀(せんとう)**：皮膚などの比較的硬い組織を切離する時に使用する尖端が丸く弯曲した手術用のはさみ.

＊**チュメセント法**：濃度の薄い局所麻酔液を手術部位に多めに注射して行う脂肪吸引の方法.

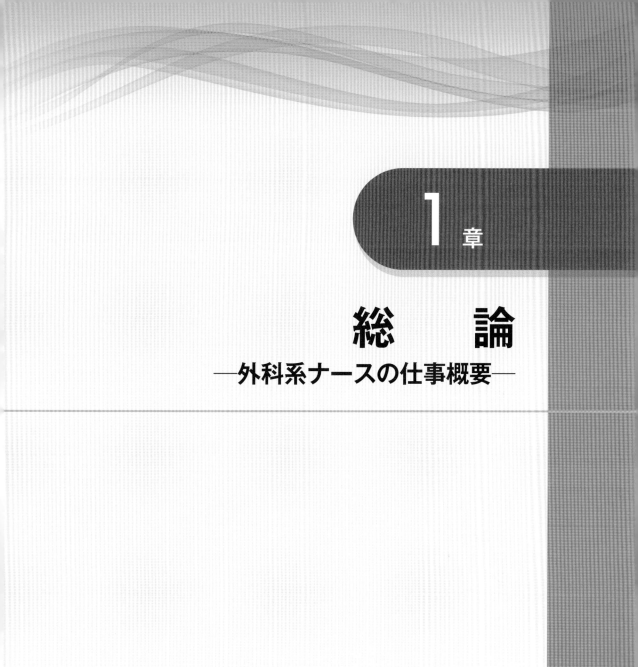

1章

総　論
─外科系ナースの仕事概要─

総　論
―外科系ナースの仕事概要―

1. 緒　言

1　ナースは医師の重要なパートナー

　筆者は美容形成外科医として長年臨床診療に携わっています．そして仕事の
パートナーとしてのナースを非常に重要な役割を担う人と認識しています．特
に開業医にとってはその意味がさらに重大なものとなります．しかし，すべて
のナースが重要な役割を担うことができるとは言いきれないので，いかにそう
いう有能なナースを育てられるかがクリニックの発展のカギとなります．それ
ほど有能なナースの存在は不可欠なのです．
　実際に筆者のクリニックでは，以前に総合病院の手術室に勤務していたとい
うナースよりも，まったく手術室勤務の経験のないナースの方が大成する人が
多いのです．これは多くの同業の医師も言うことですが，大病院での手術場の
経験がない方がかえってそのクリニックの特色に早く慣れて，その職場の仕事
に入り込みやすいからだと考えられます．

2　クリニックの核となるナースの必要性

　筆者は美容外科のクリニックを 1985 年に開業しました．個人のクリニック
を本格的に維持していくためには，核となる有能なナースが 2，3 人，どうし
ても必要です．しかし，そのナースにしても，クリニックに最初から完成され
たスキルを備えたナースが眼の前に現れるわけではありません．クリニックに
勤務するようになったナースを，いかにうまくリーダーとして育てていくかが，
大きな課題となるのです．しかし，このことはクリニックの院長にとっては永
遠の課題でもあります．なぜなら，スタッフとしてのナースは流動的で，結婚
や育児によって，必ずしもずっとクリニックにいてもらえるとは限らないから
です．

3　本書の目的

　本書を執筆するきっかけとなったのは，「こんなナースがいてくれたら助か

る」「こんなナースに育ってくれたらとてもありがたい」という，筆者が普段考えていることをこの際書き残しておきたいと思ったからです．本書を参考にしていただいて，より有能なナースが，たくさんのクリニックで早く育ってもらえればうれしいという思いからなのです．現に筆者のクリニックでは，多くの優秀なナースを育てた歴史がありますし，また現在でもリーダーが先に育つと，そのリーダーの影響で，また優秀なナースが育っています．

4 スキルの向上はやる気しだい

「美容外科のクリニックは仕事がきれいで楽しそうだし，当直や時間外勤務もなさそうだから，そこで仕事をしてみたい」と思う人はかなり多いかもしれません．しかし，それはまったく甘い考えです．現実は普通のクリニックの仕事よりもはるかに厳しいと覚悟しておいて下さい．仕事がきれいで，楽しそうだからというような甘い考えで入職してきたナースは1週間であきらめて去って行きます．また，医師の指示の通りに従って，時間内をほどほどに仕事ができればそれでよいと思っているナースは，医師にとってはかなり物足りない感じがするものです．しかし，そこでさらなる向上心をもって頑張り，ナースとしての実力を身につけて，一段上位のナースに成長する人もいます．そうして，そのうちに「君はプロ中のプロのナースになったね」と言われる領域にまで上達できる人も少なくありません．基本はやる気と患者さんに対する積極的な対応力の問題です．

「うちのクリニックで僕の仕事にちゃんとついて来られるようになったら，日本中どこに行っても美容外科のクリニックで明日から仕事ができるよ」というのが筆者の口癖です．特に美容外科のクリニックでは，手術の介助が大事な仕事です．それに加えて，患者さんへの術前，術後の説明や対応もまた重要な役割でもあるのです．医師が個々の患者さんに関わるのには時間が足りないので，そこでナースが患者さんに対してさまざまな補助的なアドバイスができると，患者さんには非常に喜ばれます．

5 経験がないことはハンデにならない

総合病院での手術室で，普通の外科手術の「器械出し」は，単純に本当の器械を術者に渡すのが仕事で，その器械を使っての手術の助手は行いません．ところが，多くのクリニックでは「前立ちの助手」まで務めるのがナースの重要な役割です．おまけに器械出しの仕事も担います．つまり実際の手術では，ナースは**「手術の助手」**と**「器械出し」の二役を同時に行うことになる**のですから，その役目がいかに重要かを想像してみてください！それができるようになることの自信や達成感は，ナースとしての生きがいになります．

これから外科系のクリニックや美容形成外科のクリニックにて仕事をしてみ

たいという人には，「手術場経験なし」ということはハンデにはなりません．不思議なことに筆者のクリニックで一人前になるナースは，ほとんどが経験なしで入職したナースばかりです．

6 未来に向けて

　本書では外科系クリニックに勤務したいと思うナースの方々に期待されるスキル，仕事のハードさ，手術の流れについて解説しています．また，「第2章 各論」では，手術をすべて網羅してはいませんが，主だった手術の内容を，ナースの方々に解説するつもりで記述しました．そこで，大まかな美容形成外科の手術を理解して頂ければ幸いです．

　筆者の，勤務医生活15年，開業医生活35年を通して，筆者が望む理想のナース像を本書に書き留めておきたいと思います．本書を今後に続くナースの人たちの指針にして頂ければ幸いです．

2. クリニックの医師がナースに求めるもの

1 経歴について

　ナースの資格があれば，経歴についてはあまり重要ではないことは緒言にも書きました．ほどほどの実務経験があれば，後はどれだけ意欲があるか，というだけです．筆者は准看護師免許だけでも可というのが基本的な考えです．

2 経験不問というのは

　手術場で働いた経験はあまりなくても，やる気とほどほどの器用さがあれば，数多くの実務をこなしていくうちに何でもできるようになります．要するに，実力は，そのクリニックでの経験の積み重ねによって身につけていくものなのです．最初からそれを要求されているものではありません．

3 性格について

　基本的には明るさ，優しさ，社交性，そしてどんな状況にもあまり動揺しない芯の強さが必要ですが，最初から備わっている人は少ないものです．それは経験を積み重ねながら身につけていくものです．

4 仕事に対する意欲について

これは当然必要です．時間内をきちんとそつなく勤めていればいい，というのではなく，プロ意識をもって仕事に取り組む意欲，姿勢があってほしいのです．そういう意識をもった集団ができると，クリニック全体が発展していき，その雰囲気がわかると，患者さんも自然に増えていくものです．

5 外来診察の介助そして手術の助手

手術の助手ができるナースとなると，**ナースとしては確実に格上**といえます．手術の手順がすべて理解できているということになるからです．ただし，手術というものはほとんどが定型的手術であって基本的な手順は違いがありません．それゆえ，手術の手順を把握してしまえば，同じ手術は同じ手順で行われるものですから，次に何をするから何が必要ということは，ほとんど予測がつくのです．つまり「手術の手順の把握」ができれば，助手につくことはそんなに難しいことではないのです．あとは手術に対してどれだけ積極的に向かっていく気持ちがあるか，ということになります．

仕事ができるナースは，助手をしていても，術者の指示に従って常に術者の後をついて行くだけでなく，**常に術者の一歩先を考えています**．それが身についてしまえば，手術の助手をしていても楽しくなるほどで，気分的な重圧もなく，むしろ術者をリードしているような気持ちにさえなれるのです．そういう域に到達できるナースを目指して頂きたいと思います．そして，これは決して大変な技ではないことを，前もって知っておくと気分的に楽になります．

3. 入職後の実際の仕事

1 初診カウンセリング時の患者さんへの対応

患者さんへの対応にはいくつか注意するべきことがあります．

1 好奇な目で患者さんを見つめない

これは，入職初心者にありがちなことですが，「この人はどういう気持ちでここに来られたのかな！？」と言わんばかりの目つきで患者を見つめてしまうのです．ナーバスな患者さんはそれを確実に見破ります．そして，そのことに対して，軽蔑されているような気分になり，とても落ち込みます．それだけで帰ってしまう患者さんもいます．「医師と二人だけで話したい」と言う人もいま

す．言わなくてもそういう目つきで医師の顔を見ますから，わかります．元来，美容外科の患者さんは，**医師とマンツーマンで話をしたいと思って来ている**人が多いのです．そんな気持ちを察知したドクターは，気を利かせて，ナースにその席を外すように指示します．この最初の数分間のことで，患者さんにとってのクリニックの評価が大きく変わり，対応を誤れば「ここでは手術はしたくない」という気持ちにさせることにもなるのです．

　女性の患者さんは特に同性である女性のナースを意識します．「自分を軽蔑の目で見つめているのではないか」と，敵のように思ってしまうのです．しかし，その疑いが晴れて一転，自分の味方であることがわかると，今度はすっかりナースに信頼を寄せるようになることもあります．医師に言いにくいことまで，そのナースに話したり，相談したりするようになります．

　筆者はそれはそれでよいことだと黙認しています．ナースの価値をそこから発揮していくようになることもあるのです．すべては経験を重ねることで，患者さんにとって頼りがいがあるナースに育っていくことができるのです．

② 患者さんがどんな性格かを観察する習慣をつける

　形成外科，美容外科の患者さんのほとんどは，自分が病人という意識はありません．ですから，患者さんがカウンセリングを受けに来られた時に**まず考えていることは，「自分はこの医師に自分の体を任せて，手術を受けてもいいかどうかを確認したい」**ということです．つまりその時点では，医師とは対等な立場と思って来ています（そこが，普通の病院とは違うところです．ですから，そばについているナースのことをどう考えているかは想像がつくと思います）．

　美容外科の手術を考えて来院する患者さんのなかには，ともすれば変わった性格と思える人もいます．ですから，いろいろな患者さんがいるということを承知しておいて，どんな性格かを把握し，それに対応する心構えが必要だということです．最初は戸惑うこともあるかもしれませんが，慣れてしまえばその対応はさして難しいものではありません．

③ どのような事態が起きても平静さを失わない

　どのような風貌の患者さんでも，また術後すぐにはかなり腫れがひどかったとしても，常に平常心で対応することが必要です．手術は人間である医師が行うものであり，また患者さんも生身の人間です．手術の結果はすべてがうまくいくとは限りません．時には術後の血腫で片方の瞼が腫れあがってしまい，いわゆる「お岩さん」のような顔になっているかもしれません（こういうことも1年に2，3例はあります）．そんな時でも「あっ」と声を出したり，それに近いような**驚いた顔は見せてはいけません**．あくまで冷静に医師に報告すればよいのです．医師はすぐに対処します．患者さんには「めったに起こることではないのですが，こういうこともありますよ」と言って冷静に緊急処置を行います．局所麻酔を施して，縫合部の糸を外せば，煮凝り（にこごり）のように固まった血腫が見えてきます．それを丁寧に洗浄し，もし出血が残っていれば，止血をすれば，後は腫れが引くのを待つだけです．術後の血腫は，高血圧の人，血液

をサラサラにする抗凝固剤を飲んでいる人，そして術後禁止されていたのに，下を向く姿勢で家事をしたり，大きい声で談笑したりしていた人などに起きることがあります．特に眼瞼の手術では，術後の注意を説明する時に，この禁止事項を強く伝えることが重要です．

2 手術日程の決定

たいていのクリニックでは診察医が手術日を決めますが，クリニックによってはナースが日程を決めるところもあります．

また手術の術前キャンセルについても，クリニックの方針について説明をしておきます．筆者のクリニックでは，術前2週間前までに20％を入金して頂きます．それをもって，手術を受けることをはっきりと意思表示されたものとみなします．もし手術の1週間前以降にキャンセルされた場合はキャンセル料として20％をいただきます，ということを説明しておきます．これは「予約された患者さんのために手術枠を確保しておくのですから，どたん場でキャンセルという事態でクリニックに損失が発生することになります．そのためやむを得ずこのような取り決めをする必要があることをご理解ください」というように説明します．

3 手術の説明，再確認

医師のカウンセリングの後，さらに**ナースが補足の説明**をしたり，また患者さんも医師に聞き足りなかったこともあるため，この時間を作ります．これは，医師にとっては時短効果となり，患者さんにとっては，納得いくまで説明が聞けるので双方に有効です．また，ナースにとっても患者さんとの接点が増えるので，**コミュニケーションをとるトレーニング**にもなり，患者さんに対するインフォームドコンセントもより確実となります．

4 手術当日の予診

術前の注意点などは当然担当医師がカウンセリングにて説明しますが，前もってナースが患者さんとのコンタクトをとると，**患者さんは医師に聞きにくいことまで聞けるので**，好都合であることが多いのです．

術前の患者さんの**全身状態の問診も，ナースが行います**．もちろん，体調などに異常があれば医師に報告して，医師の指示を求めることになります．

5　手術の立ち会い，助手

　　手術の助手はナースにとって最も重要な仕事になります．美容形成外科の手術は，ほとんどの場合 **1人のナースが助手を務めることで十分に進めていける**ものです．ナースは手術のすべての工程を把握していれば，十分に助手の仕事をこなすことができます．もちろん，最初から完璧にできることではないのですが，慣れていけばできます．筆者のクリニックではほとんどのナースがこれをできます．そのため，他院から見学に来られた医師達は皆，手術を介助するナースの手際の良さに驚かれることになりますが，彼女たちは**プロフェッショナルナースとしてのプライドをもって頑張っています**から当然だと思います．

6　手術終了時の説明

　　術前の説明は術者が行いますが，術後の説明は，抜糸までの生活上の注意，例えば，洗顔，洗髪，入浴はいつからできるかなどの説明はナースが行います．この術後の説明は口頭のみでは患者さんは記憶していない場合が多いので，基本的には，**メモも一緒に渡すことが必要です**．

7　術後診察の介助

　　当然これもナースが行うのですが，手術の際のテーピングを外す操作などは医師が行うよりも，手慣れたナースが丁寧に行う方が，痛みも少なくて，患者さんにも喜ばれることになります．もちろん，ナースではなく医師にやってもらいたいという意思表示のある表情の患者さんには，ナースがそれを察知して，医師に依頼します．

　　顔面の手術後のガーゼ交換など，術後の状態を初めて患者さんが鏡で見る時は，**患者さんが受ける第一印象を非常に重視しなければいけません**．

　　つまり，第一印象は，医師側が普通の状態だと安心していても，患者さんにとっては，**腫れや内出血斑の色は，想像していたよりもずっと酷いと感じるものなのです**．もし，患者さん1人で鏡を見ることになると，びっくりしてしまいます．ですから，その後に大丈夫ですからと説明しても，第一印象を回復させるのには相当な努力と時間が必要となります．腫れが強く印象的には思わしくない場合でも，**周囲がそれをカバーして安心させる配慮が重要**，つまり，驚いた顔をしない，むしろ**患者さんを安心させる表情と言葉（初心者ほど注意）**が必要なのです．

　　筆者のクリニックでは，術後初めて鏡を見せる時は，通常，医師とナースとが立ち会い，医師が直接患者さんに鏡を見せます．筆者は「私達からすると，いつもの普通の経過良好の状態です．でもあなたが家に帰って1人で鏡を見た

時を想像すると，大変びっくりされると思います．ですから，ここで一緒に見ておきましょう．**これでも順調に治ってきているのですよ**」と言って鏡を見てもらいます．そうすると，患者さんはようやく安心できるというわけです．それほどに術後の第一印象には気を使うべきと考えています．

8 ガーゼ交換

　最初は医師が行いますが，ナースが慣れてくれば，ナースが行うことも多くなります．そして，血腫，炎症，感染の有無など最終チェックは医師が行い，記録写真を撮ります．ただし，患者さんからの異常の訴えはナースが先に聞くこともあり，そういう場合はナースが医師に報告をします．

9 抜糸後のドレッシング*

　肌に直接貼るのは滅菌テープですが，これも基本的にはナースの守備範囲となります．そして，最終的には医師がチェックします．

10 患者さんの声を聴く

　患者さんが**不安に思っていても，医師には言いにくい**という人もいます．そういった**患者さんの不安を解消するために，ナースが仲立ちとなること**は，非常に意味のあることです．そういうトラブルの元を**医師に報告する**ことで，今後の対策などを早く考えることができます．それが大きなトラブルを招かないための重要な分岐点となることもあります．こんなところに，ナースの重要な存在価値があるのです．**ナースには母性から来る包容力，観察力，そして機転を利かせる瞬時の判断力（機転力ともいえます）が要求されます**．こういう能力は仕事をしているうちに身についていくものですから，最初から要求されるものではありません．しかし，こういう実力がついてくると，仕事がますます面白くなり，**プロとしての仕事の生きがい**に通じるのです．

Foot Note
＊ドレッシング：手術部位の被覆とテーピングをすること．

Supplement

手術介助のナースの理想像は術者の第3，第4の手となること

　手術がスムーズに行われるためには，助手の介助力が不可欠です．筆者は筆者のクリニックのようなところの手術の助手は，医師よりもナースの方が向いている，「**ありがたい存在**」と常々思っています．医師に助手をさせるのは，その医師に早く手術を覚えてもらいたい時だけです．なぜなら，医師は自分が手術をする時のことを考えて助手につくため，100％介助の気持ちというわけにはならず，術者にとっては微妙にいらだちや異和感を覚えるからです．ですから私はナースに助手についてもらう方が，断然手術がやりやすいのです．第3，第4の手という意味は，もし術者にもう2本手があればこうするのにということをやってくれる手のことです．それも口で言わなくてもやってくれればこんなにありがたいことはありません．

　筆者のクリニックではそんなナースがどんどん育っています．凄腕のナースになると，第3，第4どころか，「第2，第3の手になっているね」と言いたくなる時があります．その手術の工程のすべてを把握してしまうと，「この操作は自分がやりますよ」ということになるのです．それぞれのクリニックでは，**手術のレパートリーが無限に多いわけではなく，ある程度限られますので，それに精通したナースが育てばよいのです**．そして，手術を医師とチームになってこなしていくことができるようになると，手術はますます楽しくやりがいのある仕事になっていきます．そういうナースを目指していただきたいと思います．

2 章

各　論
─現場の仕事─

[手術の難易度]

本章では，手術を難易度（**助手の役割の重大度**）によって以下のようにランク分けしました.

ランク特A	助手には複数の医師が必要
ランクA	助手には医師が1人必要
ランクB	助手には医師は必要ないが，**スキルを身につけたナース**が必要
ランクC	助手には医師は不要で，普通のナースがついてくれればよい
ランクD	手術は助手がなくてもできる

A 現場の基礎知識

1. 手術の概要とナースの役割

本章で後述する具体的な記述はすべての手術を網羅するものではありませんが，主なる手術の手順を術前術後を含めてできるだけ図を多くしてわかりやすく解説し，ナースの担う役割について説明するものです．また術前のケアも，術後のケアの一部または大半もナースの仕事として重要な役割です．術者が術後の血腫の有無や手術の出来映えや左右差の有無，感染の有無など，手術の結果に関する核心点をみれば，あとの細かな状況についての説明や患者さんからの質問については，ナースが答えることができます（同じ手術に何度も立ち会っていますので）．したがって，特に問題がない限り，医師はナースに任せることになります．

1 手術における助手の役割の重大度

本書では，クリニックで行う手術を難易度（**助手の役割の重大度**）によって便宜上以下のようにランク分けしました．

> **ランク特A** 助手には複数の医師が必要
> **ランクA** 助手には医師が1人必要
> **ランクB** 助手には医師は必要ないが，**スキルを身につけたナース**が必要
> **ランクC** 助手には医師は不要で，普通のナースがついてくれればよい
> **ランクD** 手術は助手がなくてもできる

おわかりかと思いますが，**筆者はランクBに属する手術の助手を務めることができるナースを育てたいと考えているのです**．もちろんランクB以下の手術には助手としての医師は不要で，あえて助手につくのは研修や修行の立場にある人であって，いずれ自分が術者として手術をやっていくための前段階としての行為であるのです．

美容形成外科の手術にはランクBの手術が圧倒的に多いのも事実です．

2 ナースが最初に身につけたいスキル

1 術者の第3，第4の手になるという心構え

術者にとってなぜ助手が必要なのかというと，手が2本しかない術者に必要なものは，もう1本または2本の手だからです．ですから術者にもう1本手があればこうするというように動いてくれれば最高なのです．逆に，あまり動けない助手であれば，術者が動いた方がましということになるのです．最初は足手まといと思われるような出来でも，経験を積んでいくうちに，第3，第4の手といわれるようになると，仕事が楽しくなってくるのです．それが**スキル（熟練）**というものです．

2 糸切りの介助

これは助手の基本中の基本です．術者自身が糸を切るよりも助手が切る方が早く確実になれば，助手の存在価値が高くなるわけです．確実にしかもスピーディに糸切りができるようになるのもスキルが必要です（Supplement 参照）．

Supplement ··

糸切りの重要性

たかが糸切りなのですが，最初は手が震えて正確に切れないものです．初心者の時，糸切りハサミを初めて持った時，親指と中指で持つ助手がかなり多いのですが，それでは正確に切れないので最初にしっかり注意します．基本は親指と薬指で持つのです．その方が断然安定感のあるハサミ仕事ができるからです．スキルを要する仕事は誰でも最初は初心者，うまくいくはずがありません．糸の切り方がまずくて長く残しすぎた場合，術後2，3ヵ月してから，埋没糸の断端が皮膚の外に出てきて，患者さんから「チクチクします」という訴えで「ああ埋没糸が出てきたな」とわかるのです．化膿しやすい体質であれば，「チクチク」だけでなく，発赤から化膿に発展することもあります．そういう事態を招くと，例えば美容外科のフェイスリフト手術などでは，助手をしたナースが糸切りをしているにもかかわらず，それだけで術者の技量まで評価を下げてしまうことになりかねません．患者さんはそんなところで結果に評価を下すものなのです．したがって「たかが糸切り」と思ってほしくはありません．

Supplement ··

「機転が利く」ことは医療関係に従事する人には絶対に必要

医療関係の職場というものは，患者さんという対象が中心であること，患者さんである以上緊急度にさまざまな状況があること，患者さんが人間である以上，いろいろな性格の人間に対応しなければならないことなどから，多くの場面で，機転を利かせた対応が必要となります．そういうことが厳しくても楽しく思える人でないと，医療という分野での仕事は向いていないと思います．しかし，最初は楽しくなくても，しだいに好きになって行く人もいます．まずは2・3ヵ月頑張ってみることです．

2. 手術器具

よい手術を行うには，よい手術器具が必要です．筆者は整形外科医から形成外科医に転向するにあたって病院を変わり，形成外科の手術を始めた時，真っ先に驚いたことは手術器具の違いでした．これは簡単に言うと，外見は細いけれども弾力性があり，しなやかでも十分に把持力がある器具であることです．やはり，精緻な手術を行うには手術器具もそれに見合うだけのものでなくてはならないと痛感しました．各自が自分の手に合った使いやすい手術器具を見つけることも重要です．

よりよい手術を行うために

1 手術の究極の目的

形成外科では外来でできる手術が，顔面および四肢に集中しています．顔面，四肢はほとんどが身体の露出部位ということなので，最終的には機能の回復のみならず，整容的にも満足できる出来映えでなくてはなりません．

2 美しく治すことが使命

ただ創が治ればいいというのではなく，**美しく治すことを考慮に入れる必要があります**．したがって，手術器具は組織に対して愛護的，つまり atraumatic（非損傷的）な operation ができるような繊細なものでなくてはなりません．

以下に必要最小限，揃えたい手術器具について解説します．ただし，**形成美容外科手術においては，あまり器具の種類は多くありません**．ここでもう１つつけ加えておきたいことは，**「よい仕事をするには，よい器具を選ぶことも大切である」**ということです．

3 主な手術器具

1 ＃15メス

現在ではどんな手術も替刃メスが普通に用いられています（図1）．メスは＃15メスが最も使いやすいです．他には好みによって＃11，＃10などが用いられますが，形成外科医の多くは＃15メスを用いています．

2 ＃11メス

＃11メスは先が尖っているだけに深く切り込む傾向があり，習熟しないかぎり使い方が難しいのです．小さいホクロなどをくり抜くような場合には有効です．

3 鑷子（せっし，ピンセット）

atraumaticな，つまり損傷がほとんどない操作を行うためには鑷子もできるだけ小さく，かつ把持力のあるものが望ましいです（図2）．筆者はアドソンの有鈎鑷子*を好んで用いています．atraumaticな操作に必要なのは有鈎か無鈎かという議論が昔からありますが，軟部組織をつかむのに，点でつかむ（有鈎）か，面でつ

📖 Foot Note
＊有鈎鑷子（ゆうこうせっし）：先端に鈎状の突起がある医療用ピンセット．

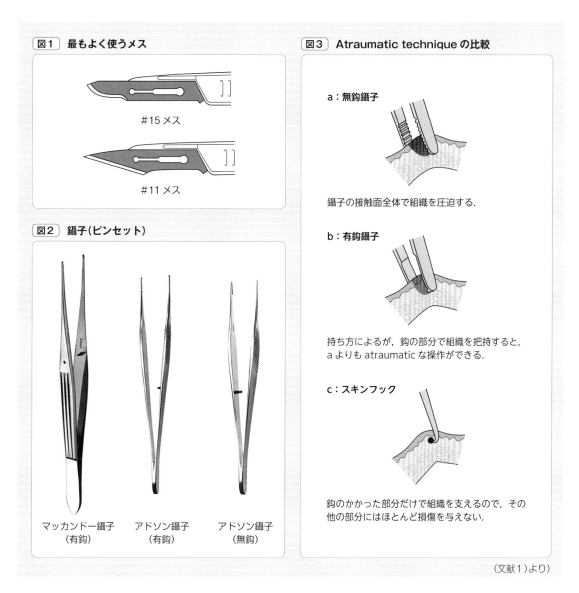

図1 最もよく使うメス

#15 メス

#11 メス

図2 鑷子(ピンセット)

マッカンドー鑷子
(有鈎)

アドソン鑷子
(有鈎)

アドソン鑷子
(無鈎)

図3 Atraumatic technique の比較

a：無鈎鑷子

鑷子の接触面全体で組織を圧迫する.

b：有鈎鑷子

持ち方によるが，鈎の部分で組織を把持すると，
a よりも atraumatic な操作ができる.

c：スキンフック

鈎のかかった部分だけで組織を支えるので，その
他の部分にはほとんど損傷を与えない.

(文献1)より)

かむ(無鈎)かの差で，有鈎鑷子の方がより
atraumatic(損傷が少ない)ということができ
ます．しかし，どの鑷子を用いても，過度の力
で軟部組織をつかめば同様に traumatic(傷つ
けやすい)であることには変わりありません(図
3)[1]．要するに必要なのは，組織を傷つけな
いという心がけであります．また，同じアドソ
ンの有鈎鑷子といっても，メーカーによって，
固さ，弾力に微妙な違いがあります．究極は,
自分に合った器具を見つけることです．

4 単鋭鈎(スキンフック)

スキンフック(skin hook)は小型の単鋭鈎で
小範囲の術野に用います(図4).

単なる術野の展開のみならず，皮下縫合を行う
際の皮膚鈎として用いることもできます(図5)[1].
手術によっては筋鈎(筋肉などの軟部組織を引っ
かけて術野を広げる器具)を使います(図6)

5 止血鉗子

狭い術野の手術では止血鉗子(通称 コッヘル)
も，また小さい器具である必要があり，モスキ
ートタイプの小さいものを用います(図7).

図4 単鋭鈎(スキンフック)

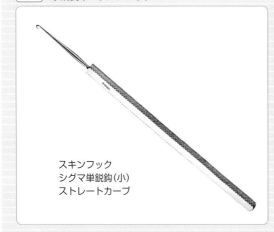

スキンフック
シグマ単鋭鈎(小)
ストレートカーブ

図5 スキンフック(皮膚用単鋭鈎)の使い方

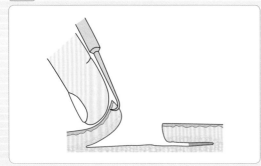

図6 筋鈎とスキンフック

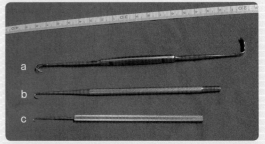

a:筋鈎(双鈎と扁平鈎の両頭). b,c:単鋭鈎(cは図4と同じ).

図7 小型止血鉗子(コッヘル鉗子)

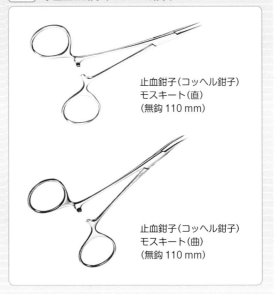

止血鉗子(コッヘル鉗子)
モスキート(直)
(無鈎 110 mm)

止血鉗子(コッヘル鉗子)
モスキート(曲)
(無鈎 110 mm)

6 持針器

　持針器には，指を通して持つウェブスター型と，手掌で把持するマチュー型とがあります．現在では，ウェブスター型のものを使用することが普通です(図8)．

7 ペンホルダー型焼灼器

　結紮するほどでもない小血管からの出血は，電気メスまたはバイポーラ凝固止血器*を用います．しかし，微小血管からの出血に対しては，このペンホルダー型の焼灼式止血器(通称パクレン止血器)が便利です．これは，単3乾電池2個が電源であり，先端の白金線部分の熱

で焼灼できるようになっており，小型で非常に使いやすいです(図9)．

　顔面の手術の多くはこのパクレン止血器で十分にこと足ります．

8 組織用剪刀(ハサミ)ほか

　軟部組織を切り取るための剪刀，つまりハサミも各種ありますが，筆者の好んで用いるものはキルナー剪刀です．柄の部分など刃の部分以外には丸味をつけてあるので使いやすいです

 Foot Note

＊バイポーラ凝固止血器:先端がピンセットのようになっており，一方の先からもう一方の先へと電流を流すことで，つまんだ箇所を止血・凝固する器具.

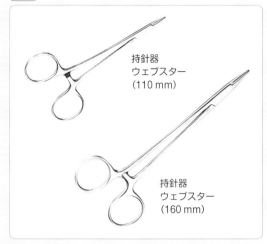

図8　ウェブスター型持針器

持針器
ウェブスター
(110 mm)

持針器
ウェブスター
(160 mm)

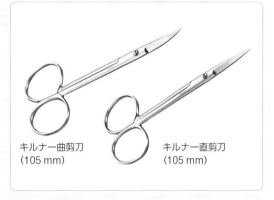

図10　組織用剪刀

キルナー曲剪刀
(105 mm)

キルナー直剪刀
(105 mm)

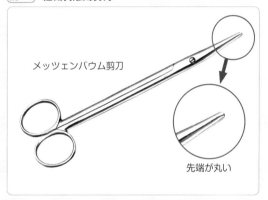

図11　組織剥離用剪刀

メッツェンバウム剪刀

先端が丸い

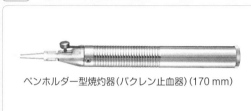

図9　ペンホルダー型焼灼器

ペンホルダー型焼灼器（パクレン止血器）(170 mm)

（図10）. あとは，組織剥離用のメッツェンバ
ウム剪刀があります（図11）. これは先端が鈍
的（丸めてある）になっているものです. 先端が
キルナー剪刀のように鋭的（とがっている）なも
のでは力を入れる必要があり，剥離操作は困難
なのです.

9 涙管ブジー

　直径0.2〜0.9mm程度，長さ10cm程度
の鋼線で，先端は丸くなっています. もとは涙
管を通すためのもので，細いナイロン糸などに
通してスムーズに糸を結ぶ時などに用います（図
12）. 筆者は通常0.4／0.5mmのものを使用し
ます（中心部に0.4／0.5と印字してあります）.

図12　ブジー

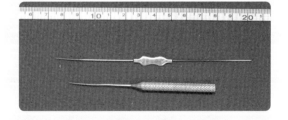

　以上が主な手術器具です. 美容形成外科の手
術は，皮膚切開と軟部組織のカット，剥離，創
の縫合閉鎖という基本的な操作が90%を占
めます. 単純といえば単純な手術がほとんどな
のです. このことからしても，いかに使用する
器具の種類が少ないかがわかると思います.

■文　献
1）市田正成：スキル外来手術アトラス（改題第3版），文光堂，p.20，2006

3. 局所麻酔

　個人クリニックで手術が行われる場合，助手につくナースと医師は1チームで行動します．したがって局所麻酔を医師が行うとしても基本的知識はナースも持っておくべきです．つまり，たとえば顔面では主な神経の走る方向（川上か川下か）などです．

　もう一つは麻酔液の極量のことです．もしこのことを認識していない若い医師が，患者さんが痛がるためにどんどん局所麻酔剤を注射してしまおうとした場合，介助するナースは医師の指示のままに，いくらでも局所麻酔剤を準備してよいのか，もしナースに局所麻酔の知識があれば，麻酔液中毒で患者さんの容態がおかしくなる前に防ぐことができます．

　20年ほど前に腋臭症手術で，あるクリニックで実際に死亡事故が起きました．極量のことが念頭にない若い医師が極量をはるかに超えた局所麻酔剤を使用したために起きた医療事故でした．この事故でも，介助するナースが一言「極量を超えてしまいますよ」と言えば事故は回避できたはずです．

　こういうことが起きないために，ナースでも最小限の局所麻酔に関する知識は持っておくべきなのです．

　しかし，現実問題として，筆者が研修医の時，局所麻酔をする際に，指導医から注射の仕方を事細かに教えられた記憶はありません．「局所麻酔液を注射すれば麻酔液が浸潤したところは痛みがなくなる」という，当たり前のことくらいしか教わっていませんし，多くの外科医が局所麻酔に関してはその程度の認識しかもっていません．しかし，筆者は局所麻酔について，精密に解説して指導したいという思いが強いのです．それは第一線の医療現場で得た経験から，手術の第一工程において，局所麻酔を適

切に行うことがいかに重要な意味をもつかということが十分にわかっているからです．局所麻酔には基本的なルールが4つあります（表1）．

　要するに決して麻酔注射のことを軽視してはならないのです．昔気質の医師には，「そんなことまでなんで患者に気を使わないといけないんだ」と，お叱りを頂戴しそうですが，すでに現在，これらは当然のこととして要求される時代なのです．あえてこの項目のタイトルを「局所麻酔」としたのもそういう重要性を感じているからです．表1のルールは必ず守っていただきたいものです．

表1　局所麻酔の基本ルール

> **ルール1**　局所麻酔をする時は，むやみに患者さんを痛がらせたり，患者さんに恐怖心をあおってはならない．それには極力注射器を患者さんに見せないということも気配りの1つである．
>
> **ルール2**　麻酔注射は血管収縮剤加の局所麻酔剤が効いてくるまでに短いながらも一定の時間がかかるため，3〜5分間は待ってから手術を開始しなければならない．**血管収縮剤**が本格的に効いてくるのは7分とされている．
>
> **ルール3**　麻酔注射は原則として，神経走行の中枢から末梢に，つまり川上から川下に向かって行うべきである．
>
> **ルール4**　麻酔液には安全に麻酔ができる**最大量である「極量」**というものがあることを，絶対に忘れてはならない．

局所麻酔の実際

1 全身状態に対する注意

1 問診

これまでに局所麻酔剤（局麻剤）による何らかの処置（抜歯や創縫合処置）を受けたことがあるか，その場合のトラブルの有無，そしてトラブルがあった場合は，カルテに正確に記載しておくことです．この記録はナースにも是非協力してほしいことです．

2 局麻剤テスト

局麻剤によるショック（例えばキシロカイン®ショック）はテスト量（0.1 mL 程度）でも起こるといわれているので，テストそのものにも注意しなければならないのですが，何もしないよりはした方がよいのです．例えば「ペンレス®テープ」はキシロカイン®（塩酸リドカイン）がのり面に含まれています．キシロカイン®にアレルギーのある人はこのテープを貼っただけで短時間に赤く腫れあがるなどの異常反応が生じますので，テストの代用もできます．

3 血管収縮剤

外来の小手術では，指趾の手術を除き，ほとんどの場合，局麻剤に血管収縮剤（エピネフリン）を混ぜたものを用いるので，高血圧や心疾患の患者さんには注意しなければなりません．

4 中毒症状とショック症状

中毒症状は，局所麻酔液が血液の方に急激に入ってしまった場合に起こり得るものです．

まずは不穏症状，多弁，興奮状態の症状があり，それを越えると，悪心，嘔吐の可能性があります．さらに頻脈，血圧上昇，呼吸数の上昇が起きます（表2）[1]．

さらにショック症状では，血圧の下降，徐脈，蒼白，発汗，不整脈等が急激に起きます．

2 局所麻酔剤

1 種類

一般に用いられている局麻剤にはキシロカイン®（塩酸リドカイン），ノボカイン®などがあります（表3）．キシロカイン®には，エピネフリンという血管収縮剤の入ったもの，つまりキシ

表2 局所麻酔剤の合併症（中毒症状・ショック）とその治療

心臓血管系 ➡	ショック症状（血圧下降・徐脈・蒼白・発汗・不整脈）	
延髄中枢 ➡	呼吸抑制・無呼吸・血管虚脱	
中枢神経系 ➡	中毒症状（悪心・嘔吐・多弁・多幸症・不安・不穏・めまい・興奮・見当識障害） 　➡ 筋攣縮・痙攣・昏睡 　➡ 呼吸不全・心不全・心停止	
治療法　1）循環虚脱 ➡	輸液・昇圧剤・ステロイド剤・心マッサージ	
2）呼吸抑制 ➡	酸素・人工呼吸	
3）痙攣 ➡	セルシン®・イソゾール® 人工呼吸・筋弛緩剤	

（文献1）より）

表3	麻酔剤の作用時間と極量			
薬剤（商品名）	濃度（%）	作用時間（時間）	極量	
リドカイン（キシロカイン®）	0.5〜2	1〜1.5：エピネフリン（E）（−） 2：E（+）	500 mg	（1%で50 mL）
プロカイン（ノボカイン®）	1〜2	0.5：E（−） 1：E（+）	1,000 mg	（1%で100 mL）
メピバカイン（カルボカイン®）	1〜2	1〜2：E（+）（−）	500 mg	（1%で50 mL）
ブピバカイン（マーカイン®）	0.25〜0.5	3〜8	200 mg	（0.25%で80 mL）

（文献1）より）

ロカインE®があるので多くの美容形成外科医はこれを用います．そのほかのものは，エピネフリン（ボスミン®）を添加して用いています（10万倍程度のボスミン®希釈液となるように添加します）．血管収縮剤が含まれた局麻剤を使用すると，局麻剤の浸潤した領域の毛細血管が1時間程度収縮するため，出血が圧倒的に少なくなるのです．

少し時間が長引きそうな場合（1時間以上）には，長時間の麻痺作用を期待して局麻剤，マーカイン®（0.25%）を同量混ぜて用いると麻酔効果が長く持続します．

2 極量

多量の局麻剤を必要とする手術では，必ず，**局麻剤の極量と中毒症状を念頭**に置く必要があります（表2，3）[1]．極量とは，これ以上体内に入れると危険という限界量のことです．アルコール（お酒）に強いか弱いかでも全身の反応が大きく違ってくるように，局麻剤でも効き目には個人差はありますが，一応の目安の量は知っておくべきです．

3 血管収縮剤

エピネフリンの効果発現についてですが，エピネフリンで実際に血管収縮作用が最高に発現するには**5〜7分**かかります．したがって局麻の終了後，**少なくとも3〜4分は待ってから**執刀を開始するべきです．エピネフリンの効果が発現すると，注射部位の表面が毛細血管の収縮によって白く見えるようになるのでわかります．

3 注射法の要点

1 注射は痛いもの？

注射は針を皮膚に刺すもの，だから痛いのは当たり前，と言ってしまえばそれまでですが，しかし，患者さんにほとんど痛みを感じさせない注射方法はあります．多くの医師は，「麻酔は本番前の前置きのようなもの，あっさりとその工程を済ませて本番に進みたい．痛いのは一瞬であるから我慢してほしい」と考えます．しかし，ナースは患者さんにできるだけ痛みを感じさせない注射針の刺入法を心がける習慣を身につけておくべきです．それが長い目でみると**患者さんからの信頼につながる**のです．

2 局所麻酔注射の痛みの原因

患者さんに痛みを感じさせる原因は細かく分析すると，4つあります．

1．注射針の刺入時の皮膚の切創

注射針を皮膚に刺す時の皮膚に切創をつける瞬間の痛み（たとえ**針穴でもカット面があります**から，ミクロの観点では0.3〜1 mmの切創となっています）．

２．組織の圧迫または引き剥がし

注射液が皮下の軟部組織に入る時に，組織を押し広げる瞬間の痛み(眼瞼のような柔らかい部位と，鼻のような皮膚の固い部位とでは注射の痛みがまったく違います．つまり**眼瞼の方が痛みが少ない**のはこのことが原因です)．

３．浸透圧差

注射液の浸透圧と軟部組織の組織液の**浸透圧差による刺激痛**(例えば，生理食塩水と蒸留水とでは，同じように注射した場合，生理食塩水の方が痛くないのです)．

４．神経刺激

注射針が直接そこを走っている知覚神経に当たったときの痛み(**痛覚のセンサーは皮膚・筋膜・骨膜の3層の中にある**ことは認識しておくべきです)．

３ 痛くない麻酔注射法

上記のような原因がわかっていて，それに対して少しでも痛くないようにしようとする気持ちさえあれば，ほとんど痛くない注射方法は自ずから可能となります．上記の原因に対する対処方法は，以下のようなものがあります．

１．表面麻酔

局所麻酔剤の貼り薬(**ペンレス®テープ**)，または**エムラ®クリーム**があるので，それらを注射をする30分から1時間前に麻酔注射部位に貼るか，塗布しておくこと(例：小児の母斑の切除術など)，またできるだけ細い注射針を用いることです．著者は27G針または30G針を用います．

２．Slow insertion(ゆっくりな穿刺)

これは注射針の皮膚への刺入速度をほどほどにゆっくりとすることです．

３．pH調整

注射液のpH調整をすれば麻酔液を注入する時の痛みをほとんどなくすことができます(麻酔液に重炭酸ナトリウムを混ぜることでpH調整をする(**メイロン®注射液を麻酔液の約10%混ぜる**)という裏技があります)．

４．Slow injection(ゆっくりな注入)

注射液をゆっくりと注入することです．これも**患者さんに対する思いやり**です．

４ 局所麻酔注射の実際

１．頭部

局麻剤だけではかなり出血するので，さらにエピネフリン添加生理食塩水(ボスミン®加生食)を局注することにより，止血効果と皮下の剥離を容易にする効果をあげることができます．また，**皮膚の知覚神経は眉毛部から頭頂に向かって走っています**ので(図1①〜④)，上流から先に下流に向かって注射をすることです．

２．眼瞼

眼瞼形成術でも，1%キシロカインE®を1〜2mLで一側の麻酔が可能であるので，あまり注射量が多すぎても，かえって手術がしにくくなります．また術前に表面麻酔剤(ベノキシール®)を点眼しておくと，角膜を刺激することを防止できます．内眼角部は特に注射時に疼痛があるので，注射は外側から内側に向かって行います(図1①〜④を念頭に)．

３．鼻部

エピネフリン加局麻剤(キシロカインE®など)を上流の鼻根部から鼻先部に向かって注射します．エピネフリン加局麻剤注射時でも鼻尖部は特に疼痛があるので，あらかじめ眼窩下神経ブロック(図1⑤)を補足的にしておくとエピネフリン加局麻剤の注射時も疼痛が少なくてすみます．

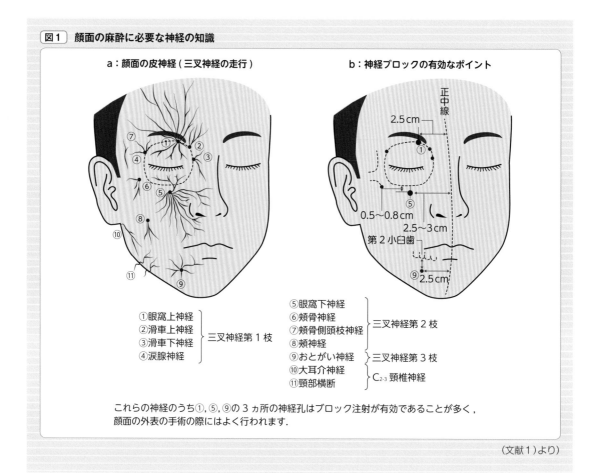

図1　顔面の麻酔に必要な神経の知識

a：顔面の皮神経(三叉神経の走行)

b：神経ブロックの有効なポイント

①眼窩上神経	
②滑車上神経	三叉神経第1枝
③滑車下神経	
④涙腺神経	

⑤眼窩下神経	
⑥頬骨神経	三叉神経第2枝
⑦頬骨側頭枝神経	
⑧頬神経	
⑨おとがい神経	三叉神経第3枝
⑩大耳介神経	C₂₋₃頸椎神経
⑪頸部横断	

これらの神経のうち①，⑤，⑨の3ヵ所の神経孔はブロック注射が有効であることが多く，
顔面の外表の手術の際にはよく行われます．

(文献1)より)

4．口唇部

　上口唇部の麻酔は両側の眼窩下神経ブロック(図1⑤)を併用すると効果の持続時間が長くなります．基本は鼻翼部から赤唇に向かって注射をすることです．下口唇は顎(おとがい)から赤唇に向かって注射をします(図1⑨)．

5．耳介部

　エピネフリン加局麻剤を用います．耳介基部を先に注射すると麻酔はほとんど完璧に効きます．

6．手

　指はエピネフリン加局麻剤を用いると指の壊死を招くおそれがあるため原則的に禁忌です．手掌部や手背部はあまり大量でなければエピネフリン加のものでもさしつかえないです．指の場合は，エピネフリンを含まない麻酔を用いて，指ブロック(digital block)*で麻酔すべきです(図2，3)．

7．頸部・躯幹

　エピネフリン加局麻剤(キシロカインE®ほか)を手術局部に注射します．

Foot Note

＊指ブロック(digital block)：指の基部に局所麻酔剤を注射して，そこから先端に向けて全体を麻酔する方法．指には左右に知覚神経が走っているため，その各指の基部の左右に局所麻酔剤を1～2 mL注射する必要がある．

図2　指神経のシェーマ

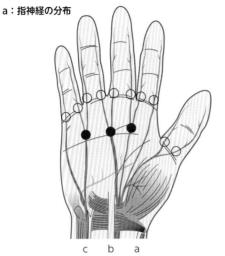

a：指神経の分布

c　b　a

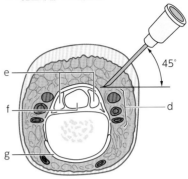

b：指基節部での断面図

45°

e
f
g
d

a：橈骨神経・動脈
b：正中神経・長掌筋腱
c：尺骨神経・動脈
d：掌側指神経・動・静脈
e：浅指屈筋腱
f：深指屈筋腱
g：背側腱膜

○：指ブロックのポイント（針は背側から刺入する）

●：手背から針を挿入して1ヵ所から両指に
　わたるブロックの方法もあります（図3）.

（文献1）より）

5 神経ブロック

　ここでは外来手術に用いる主なものについて
解説します.

1. 顔面頭部

　眼窩上神経ブロック（三叉神経第1枝）, 眼窩
下神経ブロック（三叉神経第2枝）, おとがい神
経ブロック（三叉神経第3枝）（図1）.

2. 手指

　指ブロック（digital block）は図2, 3に詳
述しました）.

図3　背側からの指神経ブロック

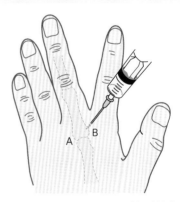

A　B

　注射針の刺入を背側から行うと, 針を刺す痛みの
感じ方が少ないです. また2-3, 3-4, 4-5指間
では同時に2指（の半分）の神経ブロックができ
るという利点があります.
　この図では, 第3指をブロックすることを目的と
すれば, A, Bの2ヵ所から針を刺入することと
なります.

（文献1）より）

■文　献
1）市田正成：スキル外来手術アトラス（改題第3版）, 文光堂, p.9-13, 2006

B 手術の実際

1. 外傷の縫合処置

医学が発展して分業化が進みますと，単なる外傷処置でもこれは形成外科の仕事だと，普通の外科医には相手にされなくなるというような時代になってきました．筆者の学生時代，そして駆け出しの整形外科医の頃は，すべての外科医に「正当な外傷処置の方法を身につけるべし」という教育方針であったのですが，現在では変な瘢痕を残すくらいなら，テーピングをしただけでお帰りいただいて，形成外科に行ってきれいな縫合処置をしてもらうように紹介状を書くのがトラブルに巻き込まれない適切な方法ということになってしまいました．

筆者は，そういう体表面の外傷こそ確実な処置方法で傷跡も目立たないように処置をすることが，形成外科を標榜しているクリニックの使命と考えています．処置の対象となるのは，主に顔面，四肢の浅い外傷です．

《症 例》

症例は9歳女児．転倒した時に，机の角で眼瞼を切って受傷しました（図1）．外傷の処置においては，まず縫合処置が必要か否かを，経験をある程度積んだナースが判断します．そして医師に報告します．「縫合処置が必要です！」とはっきりという場合もあれば，「縫合が必要かもしれません」という場合もあります．

処置にあたっては，泣き叫ぶ幼児の患者さんをベッドに寝かせ，局所麻酔ができる状況を作らなければなりません．おとなしい患者さんばかりとは限りませんので，少なくとも2人のナースは必要です．

縫合処置の際は，糸切りがナースの役割です．実はこれが手術の助手としてのスタートなのです．**皮下縫合の糸切りは結紮部のギリギリ0.5ミリ以下のところで切る必要**があり，それにはスピードと正確さが求められるので，ある程度のスキルが必要です．助手に任せられない時は医師が糸切りもやりますが，いずれはナースにやってもらいたい操作です（それができないか，やる気がないナースは，はなから外科のクリニックには向いていません）．

皮膚縫合の場合は，結紮部から3〜5ミリ残して切ればよいので，ナースができますが，それをいかにスムーズに行えるかが大切なことです．いずれにしても，外科系クリニックのナースの実際的な仕事でまず身につけることは「**糸切りの技術**」です．

以下に手術の手順を解説します．

> ■ **ナースの作業** ■
> ①患者の縫合処置の準備態勢を整える（暴れる子供の制止など）
> ②局所麻酔の準備と介助
> ③縫合処置の介助（糸切り等）
> ④ドレッシングの介助

手術の工程

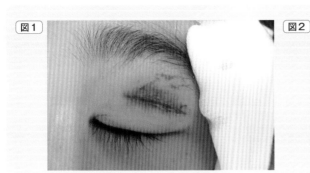

9歳女児，転倒して受傷.

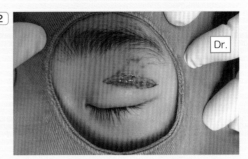

縫合処置の第一段階としてデブリードマンの準備のためにマーキングをしたところ.

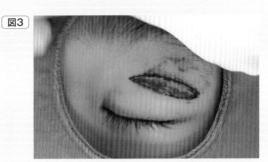

デブリードマンの皮切を終了したところ. この後ラインに囲まれた部位を切り取ります.

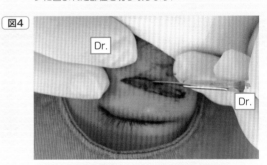

#15メスにてデブリードマンを開始します.

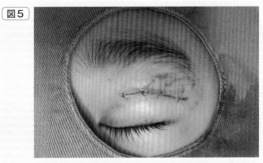

まず間隔をあけて4針をかけます. これでシャープな刃物で切った創が閉じられそうです.

1 局所麻酔そして洗浄と消毒

縫合処置の要不要は，ナースがだいたいを判断して，医師に報告します. 縫合処置が必要な創であれば，先に局所麻酔を行います.

2 デブリードマン

刃物ではない鈍的外力が加わることによって裂けた創部の辺縁は，鋭利ではないので，その部分を切除して，**鋭利なナイフでできた創のようにしますと**，きれいに創を閉じることができます. **この処置をデブリードマンといいます**が，これは縫合した部位が早く治癒に向かうための，外傷の基本処置の1つです（図2〜4）.

3 皮下縫合

次いで皮下縫合に移りますが，この症例では眼輪筋の筋層まで裂創が及んでいますから，まずは筋層の縫合をします（3〜4針）.

次いで皮下の組織を寄せます. 普通は真皮縫合といいますが，眼瞼の皮膚では真皮層が薄いので，真皮縫合というよりは皮下縫合というべ

きものです．あまり細かくは縫合しません
（7-0ナイロン糸で，3～4ヵ所）（図5）．

4 皮膚縫合

　上下の段差を修正しながら，まず3～4針，
7-0ナイロン糸にて，皮膚を縫合します（図5）．
　次いで残りを連続縫合して閉じます（図6，
7）．

5 ドレッシング*

　軟膏ガーゼなどで創をカバーして処置は終了
です（図8）．これらの一連の処置の間，聞き分
けのない幼児の患者さんの場合は，ずっと静止
状態を保つこともナースの重要な役割です．

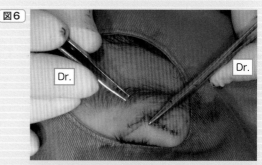

図6

残りを連続縫合していきます．

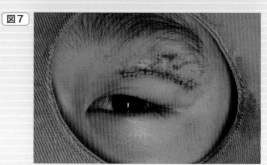

図7

皮膚縫合を終了したところ．鋭利な刃物で切った創には
見えません．

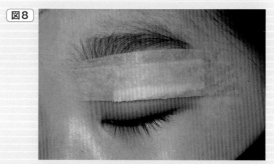

図8

絆創膏ガーゼで創を覆ったところ（ドレッシング）．これ
で，外傷処置が終了です．

📖 **Foot Note**
....

＊ドレッシング：p.vi［用語一覧］参照．

Side Note

外傷処置の大切さと，救急医療の現実

　近年，医療がますます分業化されて，外傷の治療も体表の外傷は形成外科の守備範囲とされてしまいました．

　筆者が医学生の頃は形成外科が正式な診療科として存在しなかったので，外科の外傷学の中で傷跡がきれいに治るように，初期処置でもできるだけきれいにデブリードマン処置をしてから縫合することが重要であると教えられました．

　ところが，現在の救急医療では，顔面の創傷処置はテープで寄せるだけでもよいから素早く適当に片付けておいて，「傷跡が残れば形成外科に紹介する」ということが正当な治療方針であるということになってしまいました．

　それゆえ，幸か不幸か，筆者のクリニックでも小児の体表のケガの処置で忙しくさせていただいているのですが，当院のような形成外科の一次救急の病院はそれほど多くはありません．例①〜例⑥のような外傷のお粗末な処置の結果は，適当に処置をされた患者さんが筆者のクリニックに来られた時のものですが，このような例を日常診療では多々見かけることになるのです．三次救急の病院で処置を受けた患者さんが来られることもあります．患者さんは「総合病院に救急車で連れていかれたのに」と言われるのですが，それが現実です．若い先生方は「外傷の治療は形成外科」と授業で習っているのですから．

　しかし，一般の方々が「外科の看板を出しているのだから，ケガくらいちゃんと治してもらえるものと思っていた」というのは当然の思いでしょう．ですが，現在では分業化の時代，意外に期待外れになることもありますので，お気をつけくださいと言うしかありません．

▌よくない縫合処置の実例(筆者のクリニックに来院したケース)

例①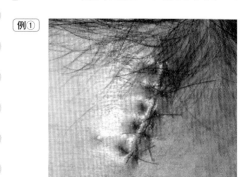

ナイロン糸でていねいに縫合しているつもりかもしれません が,形成外科的に見るとまだまだです!締め方がきつすぎます.

例②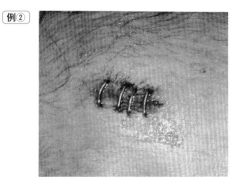

「ホッチキスで縫ってある!」と言って親御さんが飛んで来ました.傷を絶対に見てはいけないと言っても見たい人は見ます.患者さんのご家族に,こういう縫合法にしておく理由をきちんと説明しておくべきでした.

例③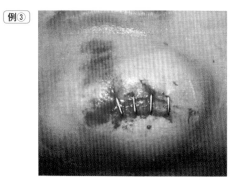

縫合部に段差がついたままホッチキスで止めてあります!術者のやる気のなさがわかります.

例④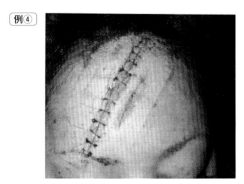

細いナイロン糸で縫合さえすればいいというものではありません.最小限の基本的ルールは守ってもらいたいものです.

例⑤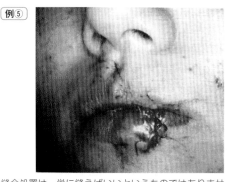

縫合処置は,単に縫えばいいというものではありません.口唇のように組織の境界がはっきりしているところでは,そこにずれのないように縫合すべきです.

例⑥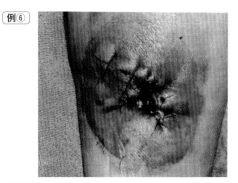

複雑な挫創なので「とにかく縫い寄せておこう」という術者のあせりが見えています.一部の皮弁の先端が壊死に陥っています.

(文献1)より)

■文 献
1)市田正成:スキル外来手術アトラス(改題第3版),文光堂,p.23,2006

2. ホクロ（母斑）の切除術

ホクロ（正式な医学用語は母斑細胞母斑）の切除手術は，手術件数からいえば，形成外科のクリニックでは，最も多い手術です．手術の基本は紡錘形*切除ですが，部位によってはデザインにさらに工夫が必要な場合があり，その工夫をするのも，形成外科医にはモチベーションの上がるものです．

《症　例》

症例は24歳女性．顔の正面から見たところに大きな目立つホクロがあり，取りたいという希望で来院しました．直径が5 mm以上あり，すべて切除するべき大きさと判断しました．

■ナースの作業■

①術野の消毒
②局所麻酔の準備と介助
③母斑切除の介助，止血の介助
④皮下縫合の糸切り
⑤皮膚縫合の糸切り
⑥ドレッシングの介助

手術の工程

1 縫合線の方向

ホクロの切除は，切り取ってできた皮膚欠損を，左右または上下から寄せることで閉じるのですが，できるだけ凹凸のない状態で閉じるためには，紡錘形切除というのが基本です．ただし，縫合した時の縫合線の方向が大切で，部位によってその部位の**もともとのしわの方向に沿った縫合線**ができるようにデザインして切ることが必要です．

2 悪性の可能性の有無

ホクロを取りたいと言って来院された患者さんのホクロはほとんどが良性で，悪性（皮膚がん）の可能性はとても低いのですが，筆者のク

リニックでも1年に2，3例は皮膚がんが見つかります．どうして見つけるかというと，ホクロの色調や形状の状態が「何となく悪性っぽい」という長年の勘で判断するのです．そういう時は病理検査に出して確かめます．

もし悪性という結果が返ってきたら，患者さんには本当のことを言って，安心のためにもう少し広い範囲を切除して創を閉じます．その場合の皮膚欠損の閉鎖方法を，単純縫合にするか，皮弁移動にするかなど，手術方針の検討をしなければなりませんが，ここではそれを省略します．

3 切除後の閉鎖方法

「たかがホクロ，されどホクロ」と言われるように，ホクロを切り取った皮膚欠損をどんな

📖 Foot Note

＊紡錘形（ぼうすいけい）： ⬭ 糸を棒状のものに巻きつけた，中央が太く両端が細い形．

方法で閉じるかについては，場所によって非常に難しいところもありますので軽視できません．たかがホクロでも，「さあどういう方法で処理をしようか」と考える時は，形成外科医は内心ウキウキするものです．

4 手術症例

この症例（図1）は，顔面に複数のホクロがありますが，部位によってしわの方向が違うので，それに合わせて切る方向を変えていきます．それは縫合した時の縫合線の方向が皮膚のしわの方向に沿うように紡錘形切除の長軸の方向を決めるからです．

5 皮切のデザイン

図1に示した4つのホクロの皮切のデザインはそれぞれ長軸の方向が違っています．そのように皮膚のしわの方向に縫合線が一致するように考えてデザインするのです．

6 局所麻酔

基本は，皮膚の知覚神経の走行の中枢つまり川上に麻酔注射を注入すると，末梢への麻酔が効きやすいので（川上を麻酔すると川下がブロックされて麻酔が効きやすくなります），原則として，川上から麻酔注射をします．

7 皮膚切開

皮膚を切開する時に必要なことは，皮膚を緊張させた状態にしてメスを入れやすくすることです．この時，助手が介助することで非常に操作がスムーズになります（図2，7）．

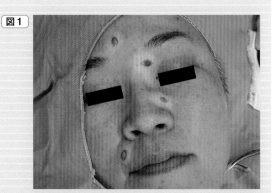

図1

4ヵ所のホクロ（すべて切除の予定）の皮切のラインを描き，局所麻酔を施したところ．紡錘状切除の方向がすべて違うのは，その部位のしわの方向によるものです．

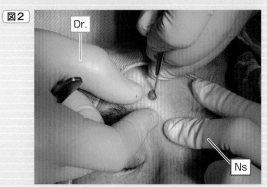

図2

皮切を開始します．

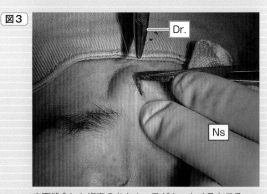

図3

皮下縫合した術表の糸をナースがカットするところ．

8 ホクロの切除

　ホクロは毛穴の深さまで母斑細胞が存在しますので，皮膚の全層，つまり皮下脂肪が見える深さまで切り取ります．また，ホクロの色は肉眼では見えなくても，皮膚の盛り上がりのあるホクロでは，ホクロの周囲の盛り上がった部分にも母斑細胞がありますので，そこも切り取りの範囲に含めないと，ホクロが必ず再発します．

9 止血

　当然出血はありますので，止血操作も必要です．太い血管からの出血は特にしっかりと止血します．

10 皮下縫合

　ホクロを切除した後，皮下縫合によって，皮膚欠損部位を閉じる操作にかかります．基本は5-0白のナイロン糸です．溶けてしまう吸収糸を使う術者も多いですが，1ヵ月ほどで皮膚を寄せる力学的効果はなくなるので，筆者はあまり使いません．この操作でだいたい皮膚欠損がふさがった状態になります．皮下縫合は6，7mm以内のホクロであれば1〜2針にします．
　この時も糸切りはナースの大切な仕事です（図3，8）．結紮部から0.5mm以内に切ることは，初心者には難しく，スキルを要します．こういう操作が手際よく正確にできるようになることが格上を目指すナースの自信になります．

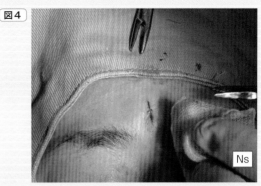

図4
中央部にまず1針かけたところ．

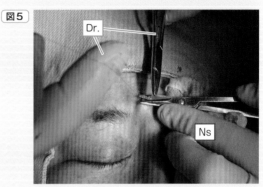

図5
残りの部分の皮膚縫合．

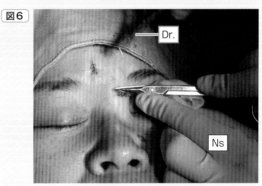

図6
2つ目のホクロを切除して皮膚縫合を終了するところ．

11 皮膚縫合

6-0 または 7-0 ナイロン糸で皮膚を閉じます．1針のみ中央部を縫合して，残りは連続縫合という縫合法をよく用います．それは，1針ずつ縫合するよりも時間短縮になるからです．（図4〜6，9〜10）．

12 ドレッシング＊

術後翌日に消毒に来てもらうことにしている場合は，手術直後はできるだけ大げさなドレッシング（手術部位の被覆とテーピング）にするのが安心です．翌日には出血をしていない限り，簡単なテーピングにとどめます．筆者のクリニックでは，1週間後の抜糸の際は，**医師が目視でチェックした後は，ナースが抜糸を行います**．抜糸の後はテーピングですが，これは医師が行う場合と，ベテランのナースが行う場合があります（ケースバイケースですが，優しいナースにやってもらう方が患者さんには喜ばれることもあります）．

今回，本書ではホクロに対して，紡錘形切除を解説しましたが，ホクロの切除方法はまだまだいろいろあって，奥が深いものです．それはまた別の機会に解説することにします．

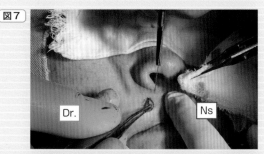

図7

4つ目のホクロの皮切．

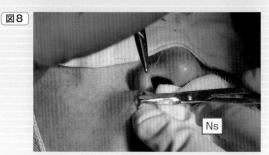

図8

皮下縫合の糸をカットするところ．

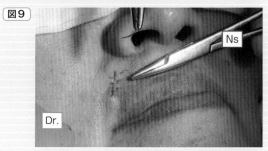

図9

皮膚縫合．中央部に1針かけた後，連続縫合をしているところ．

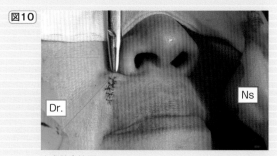

図10

皮膚縫合終了です．

Foot Note

＊ドレッシング：p.vi［用語一覧］参照．

3. 粉瘤の摘出術

粉瘤の摘出術は皮下腫瘍では最も多い手術です．これは時に炎症を起こして，赤く腫れあがった状態で来られることも多く，その場合は，切開排膿のみにとどめるか，粉瘤を全切除するかで，その対処に迷うことも多いのです．炎症を起こしていない状態の場合はそのまま手術の予定を組めますが，炎症がすでに起こっている場合は，（1）抗生剤を投与してまず炎症を抑える，（2）すでに化膿して膿を持っている状態になっていれば，小切開排膿して炎症が収まるのを待つ，（3）腫瘍があまり大きくはなく，化膿していても，そのまま全切除して縫縮が可能と判断できれば，化膿した腫瘍ごと切除してしまう（ただしこれを行うのなら，当日緊急手術とするべきです．一晩でも置くと炎症がひどくなって周囲に拡がりますから，全切除できなくなる可能性が高くなるからです），というように3つの方針が考えられます．

《症　例》

症例は60歳男性で，背中に皮下腫瘍ができ，10年くらい前に一度手術をしたことがあるとのことです．そのうちに再び腫瘍が大きくなってきたのですが，そのまま放置していたために，ついに炎症を起こして来院しました（図1）．

大きさは3cm以上あり，炎症もかなり拡がり始めています．腫瘍の中心には膿汁もすでに溜まっていると思われました．この状態を確認して，背中の一部であること，年齢が60歳であること，仕事も現役であることから，傷跡は10cm近くなりますが，早期に治癒に向かわせるために，一気に全摘出をして，縫縮す

ることを勧めました．

若い独身女性であれば，傷跡の大きさを考えて，最終的に小さい傷跡で治すために切開排膿にとどめて，炎症が収まったのち摘出術という方針としたかもしれません．しかし，切開排膿処置をしますと，10日間くらいは2，3日に1回通院する必要がありますから，患者さんにとっても時間的な制約が大変なのです．こういう場合は，患者さんに選択権を委ねます．

■ナースの作業■

① 術野の消毒
② 局所麻酔の準備と介助
③ 術野を広げる介助
④ 止血の介助
⑤ 縫合作業の介助，糸切り
⑥ ドレッシングの介助

図1

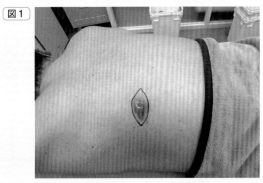

60歳男性．背中の粉瘤で，しかも炎症を起こした状態で来院しました．

手術の工程

1 術野の消毒

このケースは炎症を起こしている粉瘤で，炎症の範囲がそれほど大きくないため，一期的に摘出する方針としたものです．最初から切除範囲を決めておくことができました（図1，2）．

消毒をして穴あきシーツをかけるところまではナースがやります（図3）．

2 局所麻酔

麻酔液は20mLのキシロカインE®でまかないます．麻酔を注射してから，"E"（エピネフリン），つまり血管収縮剤が効いてくるまで，5〜7分待って手術開始となります．血管収縮剤が効いてきてからメスを入れますと，ほとんど出血をしませんから，手術がとてもはかどります．結果的には待った方が手術は早く終わるのです（ウサギと亀の童話をいつも思い出します）．

3 皮膚切開の開始

あらかじめマークしたライン（図2）に沿ってメスを入れます（図4）．そして，次にメスを入れる時から，助手のスキンフック*による介助（図5）が重要な役割を果たします．助手のスキンフックによって，切開したすき間が開くので，メスをさらに深い層に切り進める時に術野が広がり，手術がしやすくなるのです．

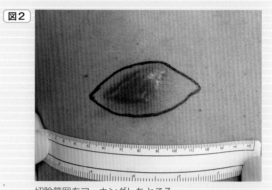

図2

切除範囲をマーキングしたところ．

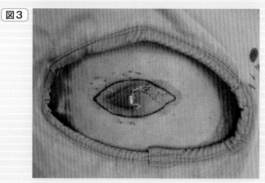

図3

消毒してシーツをかけ，局所麻酔を終了したところ．

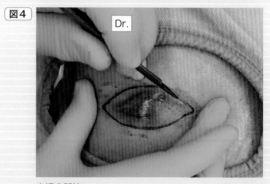

図4

Dr.

皮切の開始．

 Foot Note

＊スキンフック：皮膚鈎（先の曲がった鈎状の医療用器具）のことで，切開部皮膚の端にこれをかけると術野が非常に見やすくなるため常用します（2章-A-2［手術器具］p.15, 16参照）．

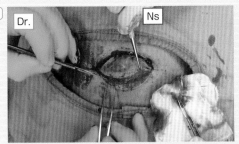

図5

背中の皮膚は厚いです．助手の介助も重要です．

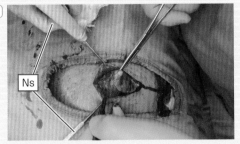

図6

粉瘤の中心部には膿汁がたまっていますから，それを破損しないように広く剥離します．

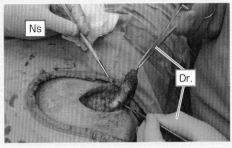

図7

ようやく完全に取れそうです．

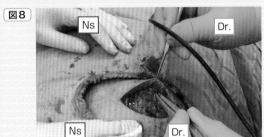

図8

皮下を必要最小限剥離して止血もしっかり行います．

4 腫瘍の摘出

　背中の皮膚は5〜10 mmと真皮層が非常に厚いものです（それに対して顔の皮膚は1〜2 mmです）．途中から粉瘤の壁が白く見えてきますが，その壁にとにかく傷をつけないようにギリギリで避けながらメスで深く周囲から分離して，粉瘤の底まで剥離していきます（図6）．そうして粉瘤を完全に分離摘出するわけです（図7）．途中で粉瘤を傷つけて，中から膿汁が出たとしても，それはやむを得ないことで，それ以上膿汁を出さないように注意深く，またイソジン®で消毒を繰り返しながら，とにかく速く粉瘤の完全剥離摘出を目指します．摘出後はもう一度イソジン®で消毒し，抗生剤入りの生理食塩水で洗浄します（図8）．そして創の閉鎖に移ります．

図9

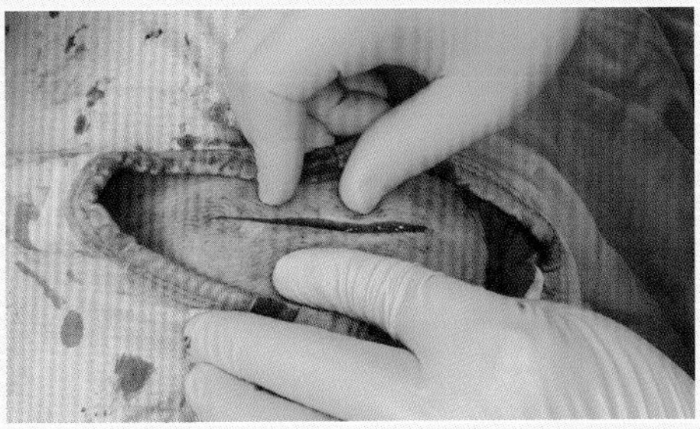

手で両側を寄せる操作で簡単に寄せることができる目途が立ちました．

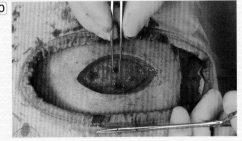

図10

皮下縫合の開始です．

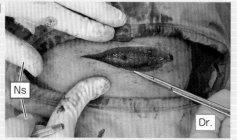

図11

皮下縫合の際，糸が結びやすいように寄せるのも介助の仕事です．

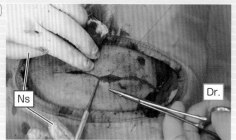

図12

しっかりと皮下縫合していきます．

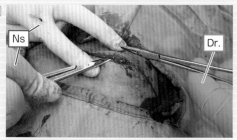

図13

背中のように皮膚が厚い部位は2層に分けて皮下縫合します．

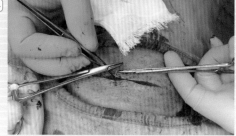

図14

皮下縫合にも助手の介助があると助かるものです．

5 創の閉鎖

皮下縫合はまず4-0ナイロン糸にて行いますが，縫合結紮した時点でその糸を切る仕事が非常に重要です．その仕事は介助のナースが行います．結紮部から0.5 mmくらいの位置で糸を切るのですが，この操作を手際よくできるようになるのには，習熟を必要とします．形成外科の助手につくナースはまずこの糸切り操作に慣れることが必須です．慣れてしまうと，正確かつスピーディに手術が進められるので，術者の縫合操作がますますリズミカルにはかどります（図9〜15）．

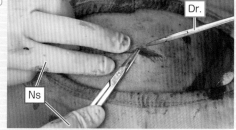

図15

浅い層の皮下縫合ほど糸切り役は注意深くカットする必要があります．

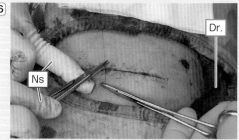

図16

皮膚縫合の開始1〜2 cmおきに皮膚縫合をした後，連続皮膚縫合をすることが「時短」（手術時間短縮）につながります．

6 皮膚縫合

皮膚縫合は 5-0 ナイロン糸で行います．皮下縫合をしっかりと行い，皮膚縫合は縫合線の途中を2，3ヵ所縫合すれば残る他の部分は連続縫合でも大丈夫です（図 16〜18）．時短にもなります．

最後にドレーン*を挿入して手術終了です（図 19）．

7 ドレッシング*

ドレーンからは術後にも少々の出血があります．ガーゼを厚めに乗せてテーピングをします．翌日にガーゼ交換をして，出血が収まっていることがわかればドレーンを抜去します．術後1週間で抜糸となります．

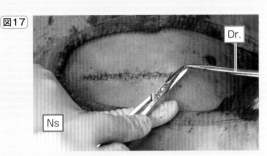
図17
皮膚の連続縫合が終了です．

図18 連続縫合のシェーマ
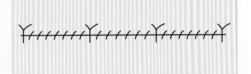

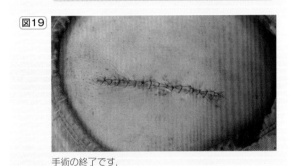
図19
手術の終了です．

Supplement ··

術者と助手（ナース）の息を合わせる

形成外科の手術はその 80 ％以上が縫合操作です．それがスムーズに進むと，手術の「時短」に繋がるのです．基本は術者が結紮し終わった時には，助手のハサミが糸のそばに来ていることが求められます．結紮が終わった時にハサミが動き始めるのでは遅いのです．術者と助手の息があってはかどる時は例えば，餅つきのつき手とこね役の息があった状態のような感じです．

📖 Foot Note

＊ドレーン：体内に貯留した血液・膿・滲出液を排出するための管，つまり排液管のこと．
＊ドレッシング：p.vi［用語一覧］参照．

4. 脂肪腫の摘出術

ランクB

脂肪腫は皮下脂肪層にできる薄いカプセルに包まれた弾力性のある腫瘍です．はっきりとした原因は不明ですが，外的要因によってできた血腫がスタートともいわれています．年々ゆっくりと増大する傾向にあり，背中や腹部ではいずれ外観上も隆起が目立つようになります．また，前額部では前頭筋下にできることが多いのですが，これも始まりは打撲などによる血腫である場合がほとんどです．

《症 例》

症例は弾力のある柔らかい皮下腫瘍が腰部にあり，年を追うごとに少しずつ大きくなっていることに気がつきました．ウズラの卵くらいの大きさになってきたので来院しました．腫瘍は弾力性と可動性があるものの，痛みも炎症もないことから，脂肪腫と判断して摘出手術をすることになりました．

> ■ナースの作業■
>
> ①術野の消毒
> ②局所麻酔の準備と介助
> ③術野を広げる介助
> ④止血の介助
> ⑤縫合作業の介助，糸切り
> ⑥ドレッシングの介助

手術の工程

1 脂肪腫の範囲のマーキング

腫瘍の大きさの確認と皮膚切除の範囲を決めます（図1）．本症例は横径が約3cm，縦径が約2cmの楕円形，ウズラ卵大の腫瘍でした．

2 局所麻酔

麻酔は1％キシロカインE®を20mL準備して，腫瘍の周囲を広く，また底部は腫瘍の裏側まで深く施します．

3 皮膚切開

脂肪腫は可動域が広いので，腫瘍の端から端までの切開は必要がありません．できれば少し

図1

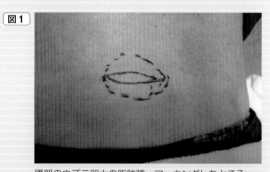

腰部のウズラ卵大の脂肪腫．マーキングしたところ．

図2

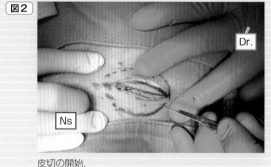

皮切の開始．

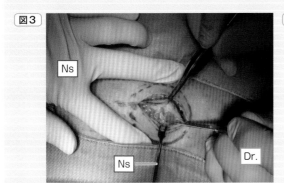

助手の開創介助.

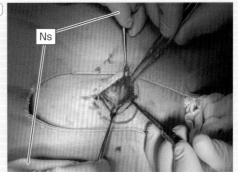

助手の開創介助は大変重要です.

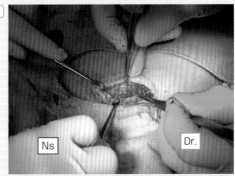

反対方向からの剥離操作.

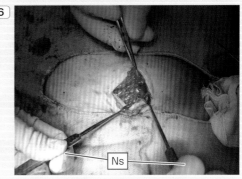

剥離操作は続きます.

狭い範囲の切開で行います（図2）. 助手も腫瘍のだいたいの大きさを事前に確認しておくとよいです（「触診させて下さい」とお願いする習慣をつけておくと，術者は当然触診させてくれます. いつもそのような姿勢が大切です）.

4 腫瘍の周囲の剥離

剥離操作には基本的にメスを用いますが，浅い層では助手の短い筋鈎*による反対側への引き剥がしパワーが，また深い層では長い筋鈎が，大切な手助けになります（図3〜6）.

5 腫瘍の摘出

基本的には薄いカプセルに包まれた脂肪腫を摘出します. この症例の場合，脂肪腫が枝分かれをしていたため，残りの腫瘍も取り出しました（図7，8）. 出血があれば止血をして，太い血管からの出血がないかを確認します.

Foot Note

＊筋鈎（きんこう）：術野を広げ手術操作をしやすくするために筋肉などの軟部組織を拡げる器具.

6 皮下縫合

腫瘍を取り出したスペースを閉じるために，脂肪層を4-0ナイロン糸にて寄せて，デッドスペース（死腔）をなくします．真皮縫合を5-0ナイロン糸にて施します．

7 皮膚縫合

最後に皮膚縫合して，ドレーン*を挿入して手術を終了です（図9）．

8 ドレッシング*

脂肪腫は皮下の1.5 cmくらいの深さにあったため，摘出後には死腔もできやすく，そこには出血による血腫も形成しやすいものです．そこでドレーンを挿入することにします．術後，ドレーンからの出血が考えられます．ガーゼは脂肪腫のもとの大きさに見合った面積のものを用意し厚くして，術後衣服に血液が染みることを予防します．ドレーンは術後1，2日後に抜去します．

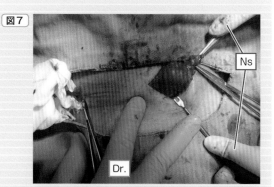

脂肪腫の全体が見えてきました．

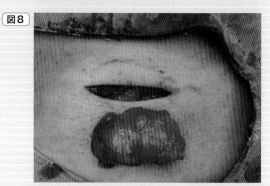

脂肪腫を摘出終了したところ．

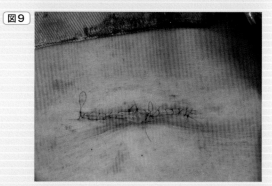

皮下縫合，皮膚縫合，そしてドレーンを挿入して手術を終了しました（写真はドレーン挿入前）．

 Foot Note

＊ドレーン／ドレッシング：p.vi ［用語一覧］参照．

5. 瘢痕形成術（1）単純縫縮術 手関節部　ランクB

瘢痕形成術とは，目立つ瘢痕を目立たない瘢痕に変える手術のことです．それにはいくつかの方法があります．（1）単純縫縮術，（2）Z形成術，（3）W形成術，（4）皮弁移動術，（5）遊離皮膚移植術などの方法です．本書では基本的な3つの方法，（1）（2）そして（3）について解説します．

まず，（1）の単純縫縮術とは瘢痕を切り取って縫い寄せることです．しかし，1回で縫縮できない場合は2回，または3回に分けて縫縮する「連続縫縮術」という方法もあります（図1）[1]．

《症　例》

症例は手関節部背側の瘢痕（図2）ですが，手関節をある程度背屈させれば単純に縫縮しても90％は切除できそうということがわかり，単純に切除縫縮することにしました．

■ナースの作業■
① 術野の消毒
② 局所麻酔の準備と介助
③ 止血の介助
④ 縫合作業の介助
⑤ ドレッシングの介助

図1　連続縫縮術

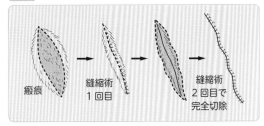

瘢痕　縫縮術1回目　縫縮術2回目で完全切除

肥厚性瘢痕を連続縫縮する場合，瘢痕はあまり伸びないので，中央部を切除してかまいません．

（文献1）より）

手術の工程

1　切除範囲のマーキング

縫縮可能な瘢痕の範囲を，皮膚を中枢測から末梢測にずらしながらマーキングします（図3）．

2　消毒と局所麻酔

局所麻酔を最初にしっかり注射しておきます．

図2

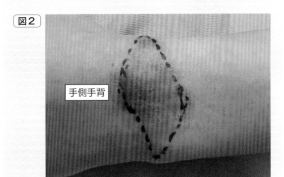

手側手背

手関節部背側の瘢痕．

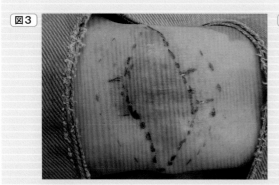

切除範囲のマーキング.

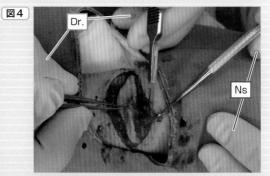

皮切の開始.

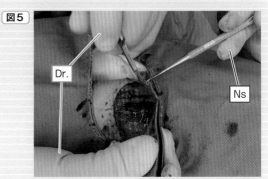

瘢痕の切除と皮下剥離.

3 瘢痕の切除

瘢痕を切除して止血します(図4, 5).

4 周囲の剥離

手背側に5 mm, 前腕側に1 cm程度の剥離をします(図5).

5 縫縮操作の開始

まず縫縮部位の3ヵ所くらいを縫合します(図6). その後の皮下縫合を進めやすくするためです(この症例では比較的容易に寄せることができたのですが, さらに寄せるのが困難な場合は, 2-0シルク糸などで仮寄せをする場合もあります).

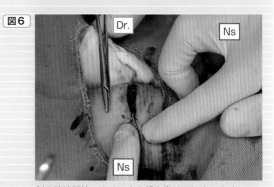

創の縫縮開始. まず, 中央部を寄せてしまいます.

6 皮下縫合

その後細かく4-0ナイロン糸にて皮下縫合します(図7, 8). この時の縫合部の糸を切る時の糸切りがナースの重要な仕事です(結紮部から0.5 mmまたはそれ以内でカットすること, しかもそれをスムーズに行うことです).

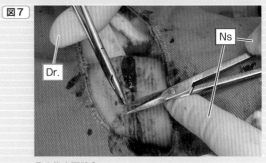

その後皮下縫合.

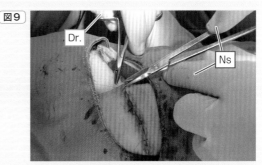

皮下縫合を続けます．

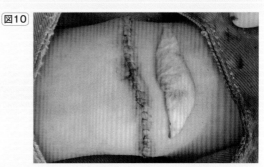

3，4ヵ所の皮膚縫合．残りの部分も連続縫合します．

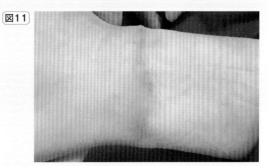

手術終了．右は切り取った瘢痕．

7 皮膚縫合

6-0ナイロン糸にて，まず皮下縫合してあっても，少し段差があったり，寄せ方が不十分と思われる部位を3，4ヵ所縫合します（図9）．そして，残りは連続縫合をして手術は終了です（図10）．

8 術後ケア

術後は1週間で抜糸です．その後は3M™テープなどでじかに貼るテーピングを2，3ヵ月継続してもらうよう指導します（図11）.

術後1ヵ月．ケロイドの再発もないので2回目の縫縮術は不要となりました．

■文 献
1）市田正成：スキル外来手術アトラス（改題第3版），文光堂，p.71，2006

6. 瘢痕形成術（2）Z 形成術 手掌部　ランクC

引きつった状態の線状瘢痕を，ある工夫をして，引きつりを解除できる方法があります．それが Z 形成術です．

《症　例》

症例は手掌部の直線状の瘢痕が引きつり，小指を伸展させようとすると，引きつり感が強く，手術を希望して来院しました．手掌部には直線状の瘢痕があり，治療には Z 形成術が最も適当と思われる状態でした（図1）．

この手術は皮切のデザインができれば仕事の80％が終わったようなもので，後は皮膚を切開して，できた三角皮弁*を入れ替えて縫合操作をするのみです．手掌の皮下縫合をする時は吸収糸を用います．しこりを残さないためです．

■ナースの作業■
①術野の消毒
②局所麻酔と介助
③止血の介助
④縫合作業の介助，糸切り
⑤ドレッシングの介助

手術の工程

1 瘢痕拘縮の把握

手掌を伸ばして線状の瘢痕がどの程度引きつっているかを診ます（図1，2）．

2 術野の消毒とドレーピング*

術野を消毒してシーツをかけます．

3 デザイン

2ヵ所に Z 形成術のデザインをします．この Z 形成術は最も基本的な瘢痕形成術のデザインです．手指に近い直線的な瘢痕には W 形成術（次項参照）のデザインを施します（図3）．

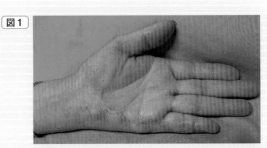

図1

瘢痕拘縮の把握．

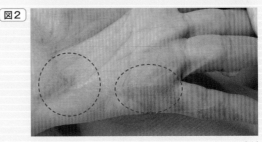

図2

術前の状態．4，5指を過伸展させるとひきつり感がわかります．

 Foot Note

＊三角皮弁：形状が三角形の皮弁のこと．三角形の1辺のみは血行が保たれているが，他の2辺は皮下が剥離されている．Z 形成術や W 形成術には特にこの皮弁を有効に移動する．
＊ドレーピング：清潔なシーツやフィルムで術野とその周辺を覆うこと．

4 局所麻酔

キシロカインE®を注射します．

血管収縮剤の入った麻酔液は，末梢の指の血行に影響を及ぼさないように注意をする必要があります．

5 皮切と皮弁移動

あらかじめ描いたラインに沿ってメスを入れます．

6 Z形成の皮弁移動

三角皮弁は位置を入れ替えることで，拘縮が取れることになります（図4）．

7 皮下および皮膚縫合

手掌部は，基本的に皮下縫合には吸収糸を用います．皮下にしこりを残さないためです（図5）．最小限の皮下縫合の後，皮膚縫合を行います．

8 ドレッシング*

ソフラチュール®ガーゼ*，ウェットガーゼ*，ドライガーゼ*の順にカバーします．

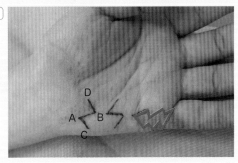

図3

皮切のデザイン．手関節寄りの2ヵ所はZ形成術．指寄りの瘢痕にはW形成術のデザイン．

図4 Z形成術の基本

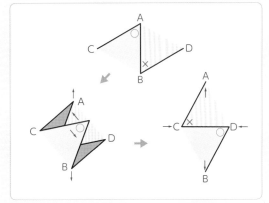

隣接する三角皮弁を置換することによって，AB間距離を延長（または短縮）することがZ形成術の基本です（原則としてABを延長する場合にはCD間には皮膚の余裕がなければなりません）．

三角皮弁AおよびBの頂角が60°の場合，最も延長率が大であり，単純計算では1.4倍の長さになります．

（文献1）より）

図5

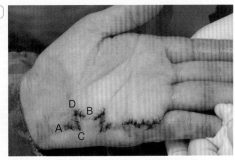

縫合終了．

📖 **Foot Note**

＊ソフラチュール®ガーゼ：抗生剤を含んだ荒い目のガーゼのこと．
＊ウェットガーゼ：生理食塩水を浸み込ませたガーゼのこと．
＊ドライガーゼ：普通の「乾（かわき）ガーゼ」のこと．

9 術後ケア

　皮下縫合は最小限にして皮膚縫合をしていますので，抜糸は2週間後に行います（図6）.

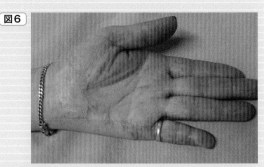

図6

術後1ヵ月. 手掌, 指を完全伸展させた時のひきつり感が消えました.

■文　献

1）市田正成：スキル外来手術アトラス（改題第3版）. 文光堂, p.72, 2006

Supplement ●●●●●●●●●●●●●●●●●●●●●●●●●●●●●●●●●

リーダーになった時，どんなリーダーを目指そうとするかに，その人の人間性が出る

　人はどんな組織や社会のなかでも，部下を持つ立場になった時，上司として，どのような態度で部下に対して接するかはいろいろあります. その時, その人の真価が問われるのではないかと思います. 自分に自信がない人ほど, 無理やりでも上司らしい態度で部下を従わせようとします. 結果として部下に嫌われます. つまり, 人望を失くすことになります. 逆に人間的な器のことなどは気にせず謙虚で, 無理せずに「自分はたまたまこの役を引き受けただけ」という感じで, 偉ぶることなく部下にフレンドリーに接する人は, かえって部下から慕われることになります. それを人望があるといいます. もっと端的に言うと, 謙虚な姿勢で部下に接するほど部下に好かれることになるのです. このことをはき違えると, 一生懸命やっているのに努力が空回りして部下がついてこない, つまり, 人望がないことを証明することになるのです.

7. 瘢痕形成術（3）W 形成術 前額 　　ランクB

しわの方向に沿わない，斜め方向や縦方向の前額の線状瘢痕はどんなにきれいに治っていても，瘢痕の線が目立つものです（図1）.

このような縦方向の瘢痕を目立たなくするには，W 形成術が最もよい適応になります．基本的には1辺が5mm位のジグザグの縫合線になるように，しかもジグザグの角度が90°になるようにデザインするのです．そして，この**糸切り操作に習熟することがナースの重要な仕事です**.

皮下縫合は顔面の場合，5-0ナイロン糸で5mm間隔くらいに縫合しますので，5cmの長さの瘢痕であれば10針は縫合します．同じ操作の繰り返しですから，手際よく縫合，糸切りをすれば手術時間は短縮できます.

《症例》

症例は26歳女性．交通事故で前額部に縦方向の長い挫創を負いました．瘢痕は前頭部の生え際から左眉毛近くまであります.

■ナースの作業■
①術野の消毒
②局所麻酔と介助
③皮切のデザインの介助
④止血の介助
⑤縫合作業の介助，糸切り
⑥ドレッシングの介助
⑦術後の生活上の説明

手術の工程

1 皮切のデザイン

長く直線的な瘢痕は基本的にW形成術の適応です（図1）．基本的にはジグザグの1辺の長さが5mm±1mmで，角度が90°が理想的です.

この角度が鋭角すぎると，瘢痕が目立ってしまうし，鈍角過ぎると，遠くから見ると，やはり直線的な瘢痕に見えてしまうことになるので，瘢痕の分断効果が得られなくなるのです.

デザインは，瘢痕の右か左か片方から始めます（図2）．そして，反対側（この図では右側）を，左に対応するように描いていきます（図3）.

このデザインが済めば手術は半分終わったようなものです.

図1
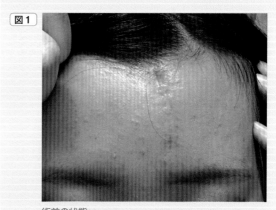
術前の状態.

2 局所麻酔

キシロカインE®を注射します．その際は神経の走行に従って，眉毛に近いところから頭頂に向かって注射を進めます．

3 皮膚切開

ジグザグのコーナーをできるだけ皮膚面に90°でシャープな形にメスを入れることが重要です（図4）．そのためには皮膚を緊張させるナースの介助が必要な場合が多いのです．

4 瘢痕の切除

皮膚切開の後は瘢痕を取り除きます．そして，皮下を少し剥離すると，同時に瘢痕による引きつりを取り除くことにもなります．

5 止血

明らかに太い血管からの出血は確実に止血します．

6 皮下縫合

まず三角皮弁*の先端を5-0ナイロン糸にて皮下縫合します（図5）．その時の糸切りを確実に手際よくすることがナースの大切な仕事です．また状況に応じて，中間部位の中縫い（真皮縫合）を追加します．

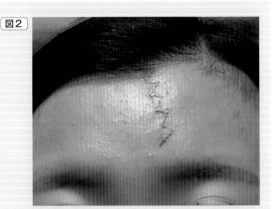

図2

皮切のデザイン．まず，片方の皮切デザインを描きます．

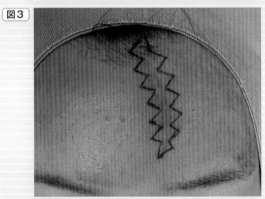

図3

皮切デザインを完了したところ．1辺の長さは，5〜6 mmとします．角度は90°が理想です．

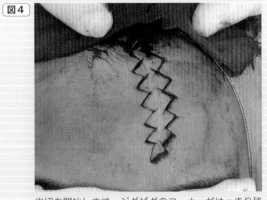

図4

皮切を開始します．ジグザグのコーナーがはっきり残るようにメスを入れます．

📖 Foot Note
＊三角皮弁：p. vi［用語一覧］参照.

7 皮膚縫合

6-0 ナイロン糸にて，ジグザグのコーナーを先に縫合し，その後は連続縫合にて全体の創を閉じます（図6）.

8 ドレーン*挿入

2，3ヵ所に幅2 mm 程度の細いドレーンを挿入して，血腫や皮下出血斑を予防します.

9 ドレッシング*

ソフラチュール®ガーゼ*，ウェットガーゼ*，そしてドライガーゼ*の順にカバーして絆創膏固定し，手術が終了です.

10 術後ケア

術後1，2日目にガーゼ交換をしますが，同時にドレーンを抜去します.

術後1週間目に抜糸です. その後はテーピングを2ヵ月くらい継続してもらいます. 縫合瘢痕の赤みは早くて半年，ケロイド体質の人などでは，それより長く，約1年かかると説明しておきます（図7）.

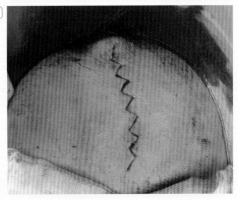

図5 皮下縫合を終了したところ.

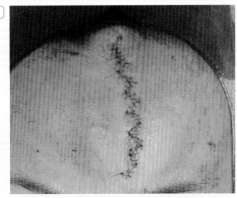

図6 皮膚縫合を終了した状態.

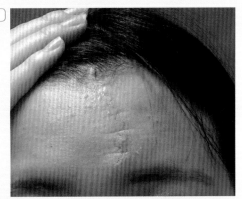

図7 術後1ヵ月目の状態. 術後1ヵ月目は最も赤みが目立つ時期です. また，ケロイド体質のケースではこの時すでに瘢痕のケロイド状の盛り上がりが見えてきています.

 Foot Note

＊ドレーン／ドレッシング／ソフラチュール®ガーゼ／ウェットガーゼ／ドライガーゼ：p.ⅵ［用語一覧］参照.

手術中にナースが患者さんの手を握ってあげることの意味は絶大です

　筆者のクリニックでは手術の際に，局所麻酔の段階で，ナースが患者さんの手を握ってあげることが，習慣になっています．外回りのナースでも看護助手でもその役をします．初めてその役を務めるナースには，「私でよければ頼りにしてくださいね」という心を込めて手を握ってあげること，と教えます．それは不思議なほど，予想以上に手術のために不安になっていた患者さんには，安心感をもたらすようです．手を握ってもらっているだけで，不安が不思議なほど薄れてしまうそうです．まるで「命綱を握っているかのような気分」になるのです．手術が終わった後，患者さんが真っ先に「手を握って頂いた看護婦さんはどの方でしたか？本当に心強くて不安が取れて，ありがたかったです」と，お礼を言われることがよくあるのです（医師には術後すぐにそれほど深くお礼を言う患者さんは少ないですが！）．たとえ手を握るだけでも，どれほど患者さんの不安を軽くすることができるか，患者さんへの思いやりのひとつとして，筆者のクリニックではルーティーンとなっています．

手術場ではプロのナースになってほしい

　筆者の口癖は「うちのクリニックでの仕事が一人前にこなせるようになったら，日本全国どこへ行っても明日から十分仕事ができるよ」です．ところが，筆者のクリニックでプロフェッショナルとして手術場での仕事をこなせるようになるナースは，当院に入職する時には手術場の経験がない人がほとんどです．ですから，私は手術場の経験は必要ない，むしろない方がよいという考えです．その方がこちらの指導方針に素直に従うことができて，どんどん上達していけるからです．

　手術場での術者と助手（ナース）は，慣れてしまえば，さほど苦痛や疲労感を伴うものではなく，スムーズに手術が進行することに快感を覚えるものです．そして，形成外科，美容外科では結果が誰にでもわかるのですから，むしろその達成感は大きいものです．

　当院に見学に来られる医師の多くがまず驚かれるのは，「ナースの助手ぶりが凄い」ということです．ですから，手術場でのプロとして日本全国どこでも通用しますよと確信をもって言えるのです．本書を読まれる読者はそういうナースを目指してほしいのです．

8. 瘢痕ケロイド形成術 肩上腕部　ランクB

　瘢痕ケロイドの症例は連続Z形成術かW形成術，または波状形成術*の適応ですが，筆者は波状形成術で手術をするデザインを好んで用います．縫合する時に対側の皮弁の長さが少々違っても1〜2 mmくらいは調節ができることと，ジグザグ状の瘢痕に比べて，印象が柔らかいからです．

《症　例》

　38歳女性．上腕のBCG注射の跡からどんどん大きく成長した真性ケロイドの症例です．痛みとかゆみが同居していて，ケロイドは年々大きくなる傾向にあり，手術を希望して来院しました．

■ ナースの作業 ■
①術野の消毒
②皮切のデザインの介助
③局所麻酔の介助
④止血の介助
⑤縫合作業の介助，糸切り
⑥ドレッシングの介助
⑦術後の説明

手術の工程

1 術前の状態

　発端はBCG注射の跡から始まり，10年以上かかって成長した大きなケロイドです（図1）．

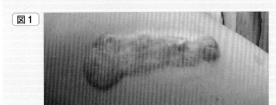
図1
術前の状態.

2 皮切のデザイン

　単純に切除して縫合するだけでは同じように瘢痕に緊張がかかって，再びケロイドを生じるのでジグザグ縫合にするのですが，ジグザグの代わりに筆者は好んで波状の縫合線になるようにデザインします（図2）．このデザインを描く操作はかなりの習熟が必要です．

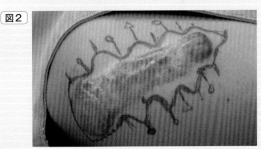
図2
皮切のデザイン．ジグザグラインを避けて波状（wave line）のデザインとしました.

📖 Foot Note

＊波状形成術：〜〜〜〜〜　このような切除デザインの形成術．ジグザグ状は ＶＶＶＶ この形.

3 局所麻酔

キシロカインE®を注射して5分くらい待ちます．これは血管収縮剤が効いてくるのを待つ時間です．

4 瘢痕の切除

ケロイド瘢痕を切除した後，このケースでは左右の間隔がかなり広いので，十分に剥離して止血したのち，左右を2-0シルク糸にて仮縫合します（図3）．

5 止血

ケロイドの手術では皮下にできるだけ血腫を作らないことが大切なので，さらにしっかりと止血をします．

6 皮下縫合

先にコーナー部位の仮縫合にて創を寄せた（図3）のち，皮下縫合に移ります．丁寧な皮下縫合が必要です（図4）．

7 皮膚縫合

皮膚縫合して，波状の線状瘢痕にまとめます（図4）．最後に2，3ヵ所ドレーン*を挿入します．

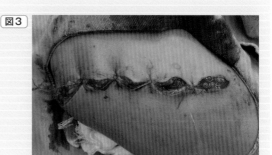

図3

まず4ヵ所をシルク糸にて仮縫いして，皮膚が寄せきれることを確認します．

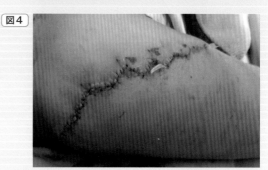

図4

皮下縫合，皮膚縫合の順に創を閉じました．

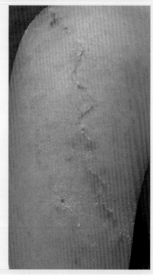

図5

術後3ヵ月．部分的にケロイドの再発はありますので，ステロイドの局注を行います．

Foot Note

＊ドレーン：p.vi［用語一覧］参照．

8 ドレッシング*

　ケロイドの手術では，術後皮下に血腫ができることがケロイドの再発につながるとされているので，ドレッシングでは，ドレーンから血液が排出されることがとても大切です．ルーティーンのガーゼを創部に当てた後，しっかりと圧迫固定ができるようにテーピングすることが重要です．

9 抜糸後のケア

　術後ケロイドの再発を予防するために，テーピング，ケロイド予防の内服薬トラニラスト（リザベン®）の長期服用も必要です．図5は術後3ヵ月の状態です．ケロイドは完全には落ち着いていませんので，まだ内服は必要です．図6は術後5ヵ月の状態です．2ヵ月前よりは赤みの領域が見られます．また，ケロイドが再発している部位には，ケロイドの消退の目的でステロイド（ケナコルト®，リンデロン®）の局所注射をすることも考えます．いずれにしても，術後はケロイドとの闘いです．十分にケアしても

図6

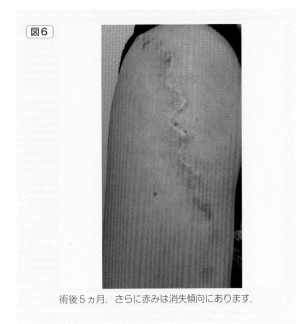

術後5ヵ月．さらに赤みは消失傾向にあります．

再発する可能性が高いものです．
　ケロイドはもともとの体質が一番の原因ですが，それに加えて，皮膚の緊張，伸展と弛緩の繰り返しが引き金になるので，テーピング，ステロイドの外用テープや，前述のように局所注射，トラニラスト（リザベン®）の内服を併用します．

9. 遊離皮膚移植術 下腿

　皮膚欠損部位を閉じる方法には基本的に、（1）単純縫縮法、（2）局所皮弁法、（3）遊離皮膚移植法、（4）遊離皮弁法（血管吻合を行うマイクロ手術）、といった方法があります．ここでは、（3）の遊離皮膚移植法（術）の症例を解説します．皮膚移植術が必要な場合は次のような状況にある場合です．

　　ⓐ皮膚が外傷によって全層にわたって欠損している場合．
　　ⓑ皮膚が外傷を負い一時的に閉鎖されたのに壊死に陥った場合．
　　ⓒその皮膚の欠損の大きさが，一期的に寄せきれないくらいの面積である場合．
　　ⓓ皮膚欠損を寄せきれたとしても，周辺の状況に変形などの不都合が生じる場合．
　　ⓔ局所の皮弁を用いてもあまりきれいな結果が得られそうにない場合．

　皮膚移植には，分層移植と全層移植という2種類の方法がありますが，部位によって使い分けます．

《症　例》

　症例は55歳女性，上記のⓑに該当し，下腿の剥皮創が壊死に陥りました．皮膚移植をするのが最もよいと判断されたケースです（図1）．

■ナースの作業■

①術野の消毒
②局所麻酔の介助
③デブリードマン処置の介助
④採皮部からの採皮の介助
⑤植皮部位の洗浄と植皮片の縫着の介助
⑥タイオーバー固定の介助
⑦ドレッシングの介助
⑧術後の説明

手術の工程

1 植皮の準備・創の新鮮化

　壊死組織をきれいに取り除き（デブリードマン）移植に備えます（図2）．受傷後3週間が経過しており，創の表面は感染創となっています．デブリードマン処置とともに創を清潔化する必要があるため，生理食塩水による洗浄はナースが介助します．その結果創が新鮮化され，移植の準備が整った状態です（図3）．

2 採皮

　同側の大腿から採皮用剃刀（カミソリ）を用い

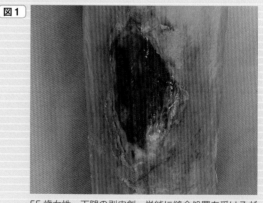

図1

55歳女性，下腿の剥皮創．単純に縫合処置を受けるが壊死．

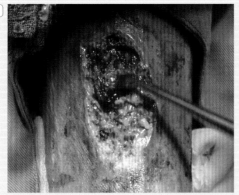

図2

壊死組織のデブリードマン開始. 表皮の壊死組織を剥がしたところ.

図3

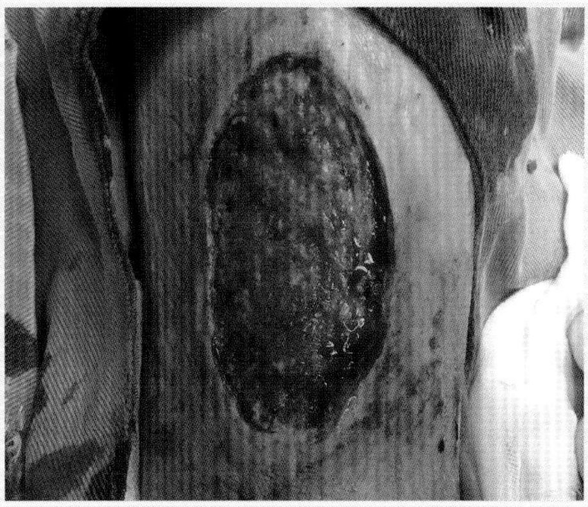

完全に壊死組織を除去(デブリードマン)したところ.

て, 真皮の中間層レベルで削り取るように皮膚を3枚採取します(図4). 採取皮片はあらかじめナースが準備した抗生剤入りの生理食塩水にいったん浸します.

3 皮片の縫着

次に移植用皮片を皮膚欠損部に乗せるように置き, その皮膚をずれないように縫着します(図5).

周囲を10ヵ所くらいシルク糸で縫合してあるのは, 最後にタイオーバー固定*するための糸です.

4 タイオーバー固定

移植皮膚のすぐ上にはソフラチュール®ガーゼ*を乗せて, 皮膚がずれにくいようにします. その上はウェットガーゼ*またはコットン, そしてさらにドライガーゼ*の順にカバーします. そしてそれら全体をシルク糸でずれないように

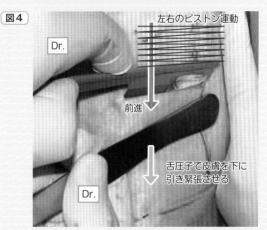

図4

左右のピストン運動

Dr.

前進

舌圧子で皮膚を下に引き緊張させる

Dr.

採皮用剃刀にて分層皮膚を採取. 剃刀による採皮のコツは, 前進よりも左右のピストン運動の方に5倍の重点を置くこと(1:5程度).

(文献1)より)

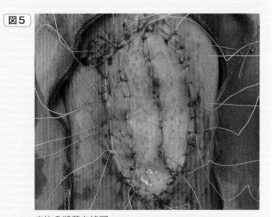

図5

皮片の縫着を終了.

📖 Foot Note

* タイオーバー固定:一度剥がした皮膚が創部から浮いてずれないように, 綿やガーゼで圧迫しながら固定する方法.
* ソフラチュール®ガーゼ/ウェットガーゼ/ドライガーゼ:p. vi [用語一覧] 参照.

図6 タイオーバー固定

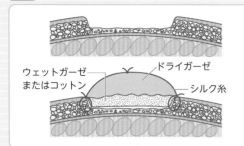

ウェットガーゼ またはコットン
ドライガーゼ
シルク糸

図8

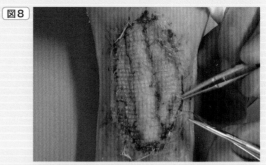

術後2週間目．抜糸終了．

図7

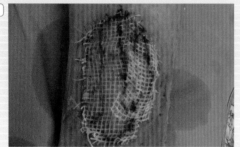

術後1週間目．タイオーバー固定を取り除く．

図9

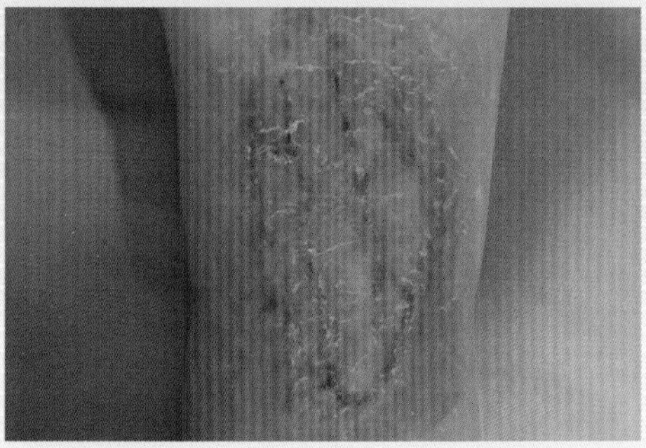

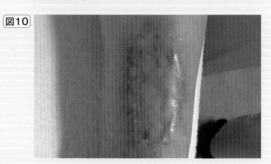

術後1ヵ月目．

止めます．この固定法をタイオーバー固定といいます（図6）．

　タイオーバー固定は1週間後に取り除きます（図7）．

5 術後のケア

　図8は術後2週間目の状態です．移植皮膚は順調に生着しています．この時点で抜糸を終了します．

　図9は術後1ヵ月目の状態です．

　図10は術後2ヵ月目で，移植皮膚が完全に落ち着いた状態です．

　図11は採皮部位の術後2ヵ月目の状態です．

図10

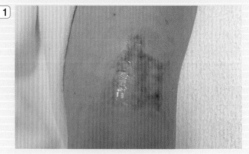

術後2ヵ月目．移植した部分の状態．

図11

術後2ヵ月目．採皮部位の状態．

■文　献
1）市田正成：スキル外来手術アトラス（改題第3版）．文光堂，p.399，2006

10. 腋臭症手術（理想はナース2人） ランクB

　腋臭症手術は，腋毛の毛穴につながるアポクリン汗腺を取り除く手術ですが，ハサミ（剪刀）で削ぎ取る，つまり剪除法で手術をするのが術後の臭いを消すためには最も確実な方法です．ただし，腋毛部位にあるアポクリン汗腺を剪除するのに，どれくらい徹底的に削ぎ取ることができるかが，この手術のカギです．筆者はアポクリン汗腺を 99.9 ％剪除します．その結果，術後は少なくとも他人にわかるような臭いはしなくなります．事実，最近の 25 年間，この手術を受けた患者さんから臭いがまだ気になるというクレームを受けたことはありません．100 ％と言えないのは，アポクリン汗腺のちょっとしたかけら程度のものは残る可能性があるからです．

　この操作をする時には，術者の両手の力，ことに利き腕の反対の手指の力が相当に必要で，それにはナースのスキンフック*による介助が必要でもあります．腋毛部位の剥離した皮弁を術者が剪除しやすいようにスキンフックで展開するのですが，それが手術の進行には非常に重要な介助なのです．とにかく手術はスムーズに操作しても，一次剪除，二次剪除，三次剪除まで徹底的に行いますから，1 時間半はかかります．仕上げの創閉鎖の前に，毛根は切り取られていてもまだ毛穴に残っている「腋毛の抜去と洗浄」という大切な仕事がナースにはあります．そして，術野に腋毛のかけらもない状態にします．1 人のナースがその操作をしている時は，術者は反対側を手術しているのです．

《症　例》

　症例は女性で，中学時代から腋の臭いを自覚

するようになったとのことです．臭いの程度は中等度の強さでしたが，しっかりとアポクリン汗腺を取り，臭いを消すことをすすめました（図1）．

■ ナースの作業 ■

①術野の消毒
②輸液路の確保と鎮静剤投与
③局所麻酔の介助
④術野の剥離の介助
⑤アポクリン汗腺の剪除の介助
⑥術野の洗浄と抜毛
⑦創の閉鎖のためのアンカリング縫合の介助
⑧タイオーバー固定用縫合の介助
⑨ドレッシングの介助
⑩テーピングの介助
⑪リバースの注入と点滴の抜去
⑫術後の生活の指導

図1 手術部位と皮切部のマーキング

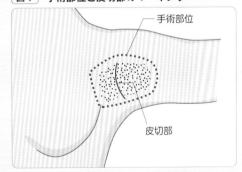

腋毛範囲から 1 cm 外周までを剥離範囲として，皮下脂肪，アポクリン汗腺を剪除する予定です（赤点線で囲んだ範囲）．

Foot Note

*スキンフック：p. ⅵ［用語一覧］参照（2 章 -A-2［手術器具］p.15, 16 参照）．

手術の工程

1 局所麻酔

1％キシロカイン®40 mL と 0.25％マーカイン®40 mL の混合液を二分して両側に注射します.

2 皮膚切開と皮下剥離，止血

この皮下剥離で，アポクリン汗腺の下層(図2，3のC層)を剥離します．その時直視下ではなくラフに(盲目的に)剥離することで，皮弁側にアポクリン汗腺がすべて付着した状態になります(図2，3)．止血操作はこの時点で特に大切で，しっかりと行います．

3 アポクリン汗腺の剪除

ここからこの手術の最も肝心な操作に入りますが，皮弁を反転して，皮下が見える状態で，剪刀にて汗腺を削ぎ取るのです．筆者はまず腋毛部位の外周を剪除します(筆者はこの操作を一次剪除としています)(図4〜6)．外周は最初にマークした通り，腋毛のない部位まで皮下脂肪を剪除します．その後，残りの腋毛部位のアポクリン汗腺の剪除に移ります(図7)．反転した状態を術者が操作しやすいように保つにはナースのスキンフックの介助が非常に大切です(図7〜10)．最初のおおまかな剪除でアポクリン汗腺は90％取り除けます(図7)．

さらに肉眼で明らかにまだ残っていると思われる汗腺を剪除します．これで残り8％のアポクリン汗腺を取り除けます(ここまでを二次剪除操作としています．ここで多くの術者は終了とします)(図8).

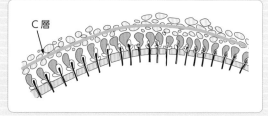

図2 腋窩の断面のシェーマ

C層

腋窩の腋毛，アポクリン汗腺，皮下脂肪の状態．最初の皮下剥離でラフに剥離する層がC層で，ほとんど剪刀の感触のみで剥離するため皮下脂肪もかなり含まれます．

(文献1)より)

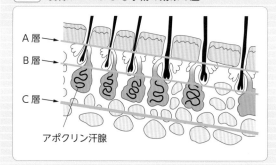

図3 剪除レベルによる手術の効果の差

A層 →
B層 →
C層 →

アポクリン汗腺

毛根とアポクリン汗腺のシェーマと剪除する層．二次剪除はB層まで．B層では毛根も残存し臭いも残ります．三次剪除ではA層まで行います．Aの層で剪除すると，臭いも毛根も残りません．

(文献1)より)

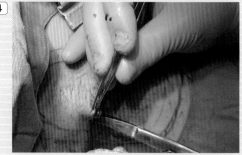

図4

皮切と皮下剥離の開始.

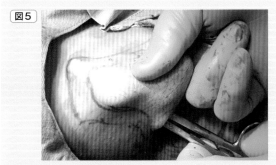

図5

最外周まで剥離します.

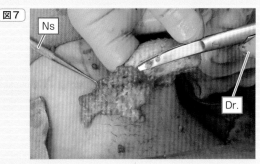

図7

皮下ぎりぎりを端から削るようにアポクリン汗腺をはがします.

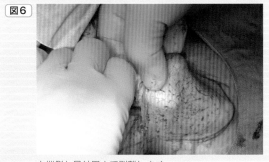

図6

末梢側も最外周まで剥離します.

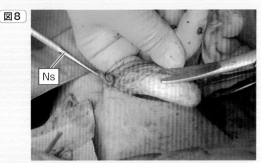

図8

最初の剪除の次にさらに皮下に点状に残る汗腺を剪除します(二次剪除).

4 三次剪除操作

　さらに，皮下にへばりついた状態に見える汗腺を，皮脂腺の一部ともども徹底して剪除して仕上げとします．これが三次剪除操作(図9,10)で，これで残る2%の汗腺を取り除きますが，それでも実際は0.1%は残ると認識しています(これで100%とは言わないまでも，99.9%のアポクリン汗腺が剪除できたことになります).

5 皮下の止血，洗浄

　生理食塩水にて腋部を洗浄したのち，出血があれば改めて止血をします.

　この手術は完璧にアポクリン汗腺を剪除して臭いが消えたとしても，最後に血腫を作らないように局所の止血，安静が実行できないと，皮

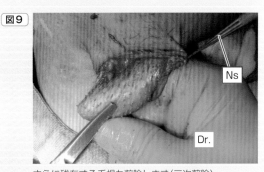

図9

さらに残存する毛根も剪除します(三次剪除).

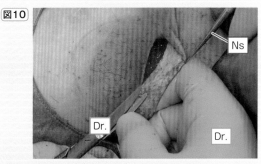

図10

徹底した剪除をします(三次剪除).

膚壊死を招き，手術の出来映えという点で大きなマイナスポイントとなるのです．

6　腋毛の完全な抜去

　ここで反対側に術者は移動しますが，剪除の終了後，術部に残っている腋毛をナースが抜去してさらにもう一度洗浄し，術野の表側と裏側に残った腋毛を完全に取り除きます（図11）．

7　皮弁の穿刺

　術後，皮下に出血しても極力血腫ができないように，皮弁に18 G針にて20〜30ヵ所程度穿刺して穴を開けます（図12）．

8　皮弁のアンカリング縫合と創の閉鎖

　皮弁はしっかりと圧迫しないと基部から浮き上がりますから，アンカリング縫合*を6〜10ヵ所に施します．そうした操作の後，切開創を縫合します（図13）．そして，縫合後にドレーンを2〜3本挿入します（このドレーンは血腫の予防にかなり役に立ちます）．

9　タイオーバー固定*

　2-0シルク糸にて上下4針ずつ計8針広くシルク糸をかけます（図13）．これをタイオーバー固定に用います．まずソフラチュール®ガーゼ*の上に湿綿球*（図14），その上にドライガーゼ*を7〜8枚乗せた後，先に残してあった2-0シルク糸にて4ヵ所縫合します（図15）．

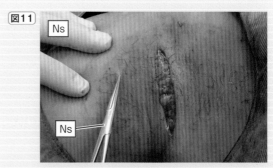

図11　表側から残っている腋毛を抜き取ります．

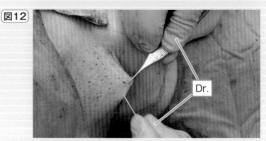

図12　18 G針にて皮弁に穴を開けます．

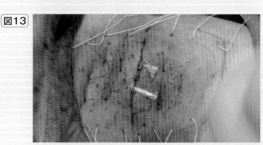

図13　約10ヵ所にアンカリング縫合を施した後，皮膚を閉じます．ドレーンを2本挿入した後タイオーバー用の2-0シルク糸をかけます．

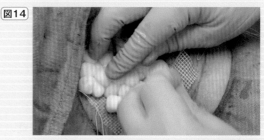

図14　ソフラチュール®ガーゼ*の上に湿綿球を乗せます．

📖 **Foot Note**

＊アンカリング縫合：皮膚が動かないように基部に縫合すること．
＊タイオーバー固定／ソフラチュール®ガーゼ／ドライガーゼ：（p. ⅵ［用語一覧］参照）
＊湿綿球：生理食塩水で湿らせた綿球のこと．

10 ドレッシング*

弾力絆創膏にてガーゼ全体を固定して手術は終了です．脇に握りこぶしくらいの綿球とガーゼのかたまりを挟んだような状態となり，完全には脇を閉じられません．3日後まではこの状態です．理想的にはこの重要な安静期に入院してベッド上安静を強制するべきなのですが，筆者のクリニックでは通常自宅療養としています．

11 術後のガーゼ交換

術後3日目にタイオーバー固定をはずします．そして，皮下血腫ができていないかを観察します．血腫が疑われる場合は，ライトを当てて皮下に血腫がないかを確認します．血腫が疑われる場合は，洗浄する必要がありますので，即局所麻酔をします．1%キシロカインE®が10 mLあれば足ります．そして必要な長さの抜糸または皮膚切開をして皮下の血腫をウェットガーゼ*で取り除きます．その後，洗浄して創を閉じます．これで皮膚壊死は回避できます．この処置を怠ると，その部分の皮膚は壊死に陥って治癒が遅くなり，また傷跡も残ります．

12 術後の経過

臭いから解放されるとはいえ，傷跡がきれいに治ることも大変重要なことです．血腫の疑いがあれば迷わずに，洗浄を実行することが大切です．利き腕をよく動かすことになりますから，右利きなら右に血腫ができることが多いのも事実です．

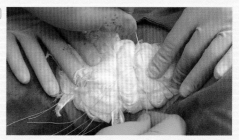
図15

その上にドライガーゼ8枚くらいで術部を覆い，タイオーバー固定をします．あとは，弾性絆創膏にて固定して手術は終了です．

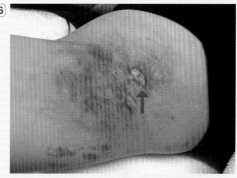
図16

術後1ヵ月（右側）．一部血腫による壊死部が残っています．この大きさの皮膚壊死では，患者さんの希望があれば縫縮をしますが，このままでも2週間前後で自然閉鎖します．

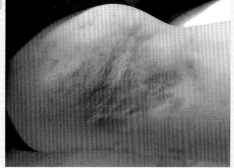
図17

術後1ヵ月（左側）．術部の色素沈着は1年がかりで消失します．

📖 FOOT NOTE
*ドレッシング／ウェットガーゼ：p. vi [用語一覧] 参照．

13 術後の色素沈着

術後は手術部位に色素沈着が目立ちますので（図16，17），それが消えるのには1年かかるものと最初に説明しておきます．皮膚を早く正常状態に戻すためにヒルドイド®軟膏を塗布することを勧めます．

■文　献
1）市田正成：スキル外来手術アトラス（改題第3版）．文光堂，p.393，2006

Supplement

患者さんに与える術後の第一印象がいかに重要か

　身体の外表の手術では，手術が終わった時，皮膚を縫合した状態は患者さんも見ようとすれば見ることができます．その縫合跡を見れば手術の出来映えがだいたいはわかるものです．

　手術後最初の状態を見た時の感想が「第一印象」です．第一印象は患者さんの満足度に大きく影響します．第一印象がひどく悪いものですと，患者さんにはショックを与えます．しかし患者さんは素人です．出来映えをすぐに判断できるとは限りません．いずれ腫れが引けばよくなるものでも，現状だけで手術の結果を判断しようとします．そこで施術側として患者さんに安心感を与えるための配慮が必要になるのです

　そこで，その場に立ち会うナースの表情と第一声が大きい意味を持ちます．そういう場面では，患者さんはナースの顔色を見て判断しようとするため，その時のナースの表情が大いに患者さんの心証を左右する可能性があるのです．つまり，「いいですね．手術はうまくいきましたよ」という安堵の表情を見せるか，「うわ！これはひどい！」というような，いかにも手術がうまくいかなかったような表情を患者さんに見せるかで，患者さんは自分の受けた手術の出来不出来を判断しようとするものです．新人ナースほどそういう場面で患者さんを安心させようとする余裕がないので，患者さんに見破られてしまいます．慣れてくるとどんな場面でも「患者さんを安心させることができる」表情を作ることができ，また安心させる言葉を言うことができるので，そのうちに医師はナースに任せてしまうようになります．

　プロと言えるナースはさらに，「安心コメント」を追加することができます．「今は腫れているけれど大丈夫」というようなコメントが言えるのです．

　診療に関しては医師とナースは1チームですから，皆で患者さんを安心させるために協力し合う気持ちが必要なのです．

11. 眼瞼下垂症

この手術は，2008年頃にテレビの番組で，大学の形成外科の医師が，「眼瞼下垂」（図1）は肩こり，頭痛の原因にもなり，保険診療の対象でもあると話されてから，にわかに広く知れわたり，その後数年の間に，形成外科の眼瞼手術では断トツに多い手術となりました．筆者のクリニックでも，ほとんど毎日のようにこの手術を行っています．眼科医でもこの手術を得意とする人は数多くいます．しかし，眼科医からの紹介がどんどん多くなっています．それはなぜかというと，どちらかといえば美容外科の観点を持たない眼科医の先生の本音は，「美容的な観点でクレームをつけられたらどうしようもないから，もう眼瞼下垂の手術はやりたくない」ということのようです．そういうこともあり，眼瞼下垂の手術を美容的な観点からも考えられる形成外科医にとっては，眼科医からの紹介に応じられる非常に頻度の多い手術となってしまいました．

《症 例》

症例は61歳の女性で，視野が狭くなってきたことと肩こりを主訴に来院しました

■ ナースの作業 ■

① 術野の消毒
② 皮切のデザインの介助
③ 局所麻酔の介助
④ 皮切の介助
⑤ 皮下軟部組織切除の介助
⑥ 挙筋前転処置の介助
⑦ 皮下縫合の介助
⑧ 皮膚縫合の介助
⑨ ドレーン挿入
⑩ ドレッシングの介助
⑪ 術後の清拭
⑫ 術後生活の指導

手術の工程

1 術前の問診

手術を受ける気になった動機，何が一番苦痛であるかなどを聞き，手術の際の改善の参考にします．

2 術前の状態の観察

術前に，開瞼の大きさ，左右差，腫れぼったさ，くぼみ方などを観察します．また，たれ目か，吊り上がった目かなど，目尻の眼瞼皮膚のたるみの状態を把握します（図2）．

図1 眼瞼下垂

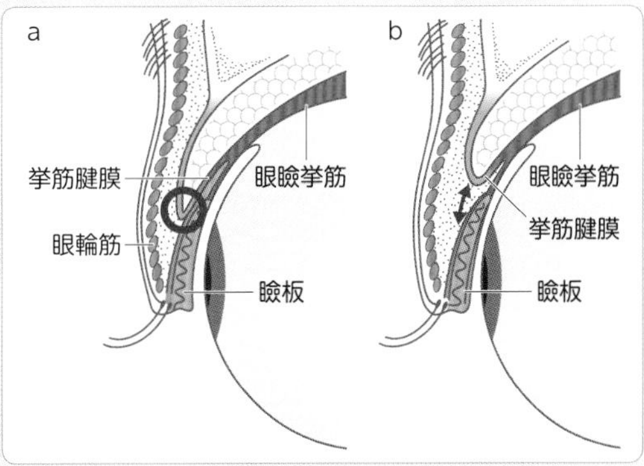

a：眼瞼下垂のない正常の状態では，眼瞼挙筋腱膜は瞼板に完全に密着しています．
b：眼瞼下垂状態になると，眼瞼挙筋腱膜が瞼板から離れてしまっています．

3 皮切のデザイン

これはこの手術の出来映えを決める最大のポイントです．術者の実力が問われます．

まず考えるのが，もともとの眼瞼が一重か二重かの形状を見て，それ程イメージを変えたくない人であれば，あまり幅の広い二重にならないようにまつ毛上縁から5 mmを基準に考えます（図3）．

次に，目尻の皮膚切除をどれだけ外側に延長するかを，患者さんに笑った顔をしてもらって事前に観察しておくことが重要です．そして，皮膚の切除幅を決めてデザインが決まれば，記録写真を撮ります．

4 局所麻酔

局所麻酔剤（片側に2〜3 mL）を注射しますが，眼瞼の皮膚の表面から少しずつ注入して，術中に痛みがあれば追加する方法と，最初に3〜4 mLを片側の眼瞼全体に注射してしまう方法とがあります．これは術者の好みによるものです．なお，1％以上の濃度の麻酔液が，眼瞼挙筋に作用すると部分的に筋肉が麻痺して開瞼がしにくくなるので，それを嫌う術者は0.5％を使う傾向があります（図4）．

5 皮膚切開

皮膚にメスを入れる時は眼瞼の皮膚を3〜4方向に引き，平面的に緊張させた状態にすると，メスが入れやすくなります．慣れれば術者が1人でできますが，ナースはそのような操作がスムーズにできるように介助します（図5）．

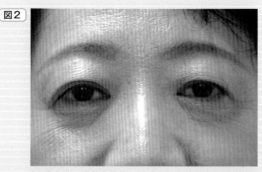

図2 61歳女性．術前の状態．眼瞼の左右差形状などを観察します．

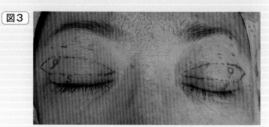

図3 皮切のデザイン．完全に閉瞼できる状態から2〜3 mm余裕を持たせて切除量を決めます．

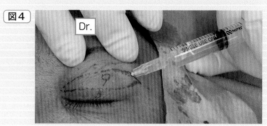

図4 局所麻酔の開始．針は30G針です．

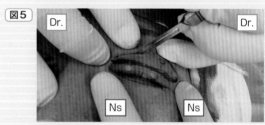

図5 皮膚を緊張させた状態で皮膚切開を始めます．

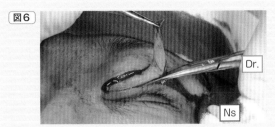

図6 皮膚と眼輪筋の一部をまとめて切除します.

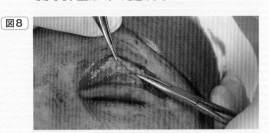

図7 瞼板前の軟部組織をカット. この部位は下が瞼板なのでかなり大胆にハサミを進めます.

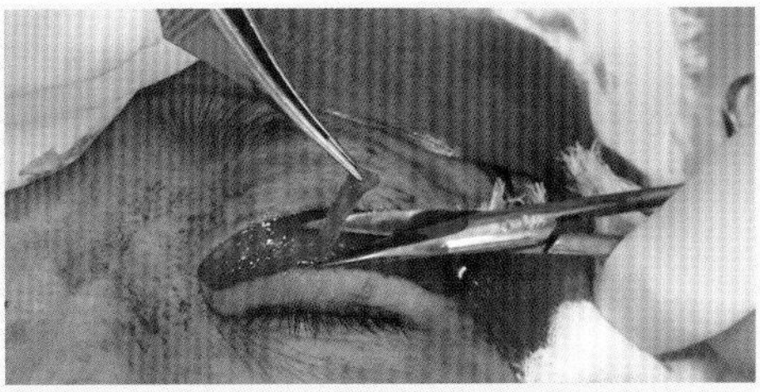

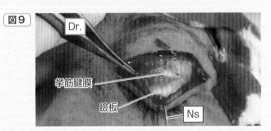

図8 眼窩脂肪を眼窩隔膜とともに切除するためにコッヘルにてはさみます.

6 皮下軟部組織切除

皮膚にメスが入り, 次の皮下へのメスを入れる方向は, 眉毛側は眼輪筋を残すために斜め下方, まつ毛側はほとんど垂直下方とします. 次に皮膚を含めた軟部組織の切除の段階では, 腫れぼったい眼瞼では皮下の眼輪筋まで切除します(図6)が, くぼみの強い眼瞼では, 少しでも眼瞼のボリュームを減らさないために, 皮膚のみ切除することもあります. 瞼板上の軟部組織は切除します(図7).

次に眼窩隔膜の切り縮めを行います. 腫れぼったい眼瞼では, 眼窩脂肪を適量切除します. その時は, まず術者がモスキートコッヘル*にてクランプ*します(図8). そしてそのコッヘルを助手に渡して, 止血器をもらい断端を熱で焼き, 止血をしっかりとしますが, 瞼板直上の被膜は残しておくことが大切です(次の操作で眼瞼挙筋腱膜を縫着する時に縫合糸がかけにくくなり, 操作が難しくなるからです)(図9, 10).

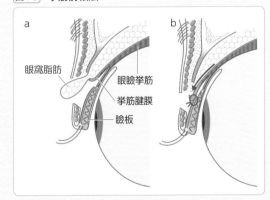

図9 スキンフックにてまつ毛側を下方に引くと, 瞼板の上端と挙筋腱膜の折り返し部分が横向きの線状に見えます.

図中ラベル: Dr. / 挙筋腱膜 / 瞼板 / Ns

図10 挙筋前転法

図中ラベル: a / b / 眼窩脂肪 / 眼瞼挙筋 / 挙筋腱膜 / 瞼板

a：眼窩脂肪の摘除.
b：挙筋腱膜の瞼板への縫着(挙筋前転法).

7 眼瞼挙筋腱膜の処理

もともと挙筋腱膜は瞼板に一部が密着していたのですが, 眼瞼下垂症の状態では, 長年の間

Foot Note
＊モスキートコッヘル：組織をはさむための器具. モスキートは小さいという意味.
＊クランプ：組織をはさむこと.

に周囲組織が緩みを生じてしまい，腱膜が瞼板から離れているケースがほとんどです（図1-b）．その程度は眼瞼下垂の症状が強いケースほど離開が進んでいます．ここで，挙筋腱膜と瞼板に，前転縫着をする部位をマーキングします（図11）．この離れた3点を7-0ナイロン糸にて縫い合わせることで，開瞼が容易にできるようになります（これがこの手術の最重要操作）（図12）．

通常の後天性の眼瞼下垂のケースでは，眼瞼は開きにくいとしても，眼瞼挙筋の開瞼するための筋力自体は衰えてはいないので，手術にあたってはこの操作をすれば，ただちに眼瞼が開きやすくなることがわかります（図13）．介助するナースはこのステップが最重要ポイントであることを認識しておくとよいです．

術中に局所麻酔が深く効いてしまい，片方の眼瞼挙筋のみが麻痺をして十分に開瞼できないことがまれにあるのですが，術者があわてずに，左右同じように挙筋腱膜を瞼板に縫着してそのままにします．開瞼した時，片方だけ開きが不十分であっても，我慢して放置すると，翌日ガーゼ交換の時には，両側とも同じように開瞼できることを確認でき，内心ほっとすることになります．

8 閉創操作

十分な開瞼ができることがわかったところで，術野を閉じる操作に移ります．

ここではまず7-0ブレードシルク糸を用いて片側で5～6針をアンカリング縫合します（図14，15）．

この時点で開瞼させるときれいな重瞼状態で大きく開瞼ができることを確認します（図16）．

左右差がある場合は何が原因であるかを考え，修正すべき所はその場で修正します．

残りは，7-0ナイロン糸で連続縫合します（図17，18）．

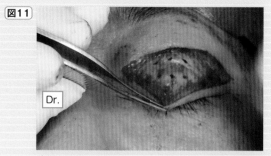

図11 瞼板上端部に3点のマーキングをして，それに対応する3点を挙筋腱膜にマークします．

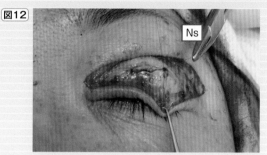

図12 挙筋腱膜と瞼板を縫合固定します（挙筋前転法）．

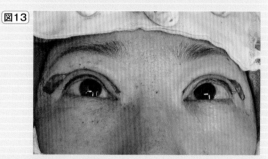

図13 患者さんに開瞼してもらい，スムーズに開瞼できるか左右差はないかを確認します．

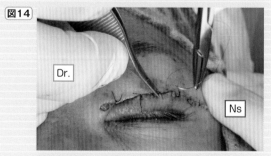

図14 創の全域で5，6針のアンカリング縫合をします．

9 ドレーン*の挿入

最後に縫合部位に細いシリコンドレーンを挿入します.

10 ドレッシング*

手術の終了時の記録写真を撮り,ソフラチュール®ガーゼ*,ウェットガーゼ*,ドライガーゼ*の順に縫合部をカバーして,テーピングを行います.

図17の状態を見てもわかるように,必要最小限の視野しかないようにしてあります.これは帰宅しても家事その他がほとんどできないように,とにかくその日は寝るしかしかたがないと思ってもらうのが狙いです.それが術後の出血などを予防するための配慮なのです.主婦の方などは帰宅後に家事ができるような状態だと,どうしてもやってしまう傾向があるからです.

11 術後の注意などの説明

これは術者が術前に十分説明したとしても患者さんは意外に覚えていないことが多いので,術後の説明はもう一度しておく必要があります.その説明はナースの大切な仕事のひとつです.

また,ナースがじっくりと説明した方が,よく理解してもらえるかもしれません.少なくとも,筆者のクリニックではそのようにしていますし,ナースにとっても**仕事をチームとして行っているという実感**が持てるという意味があります.また患者さんには**説明した内容を書いたメモを渡す**ことにしています.

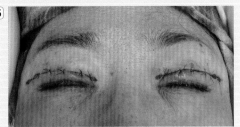
アンカリング縫合を終了しました.

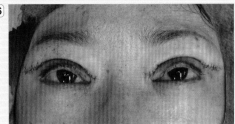
再度開瞼してもらい,アンカリング縫合に乱れがないかを確認します.

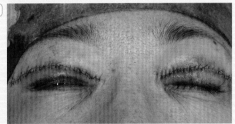
7-0ナイロン糸による連続縫合にて全体を閉じたところ.

図18 **手術終了時の断面のシェーマ**

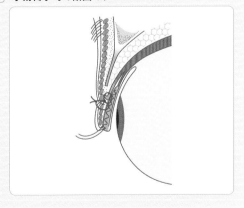

Foot Note

*ドレーン/ドレッシング/ソフラチュール®ガーゼ/ウェットガーゼ/ドライガーゼ:p. vi〔用語一覧〕参照.

昔から美容外科の世界では，手術前に説明を
したかしなかったか，つまり，「言った言わな
い」でトラブルになることがありました．でも
最終的には患者さんが「聞いていない」と主張
すれば，裁判になった場合医療者側が負けにな
ります．術前に「あれだけ説明したのに」患者
さんには耳を素通りして記憶には残っていない
ことが山ほどあるのです．ですから**説明内容の
メモは重要**なのです．それがトラブルの予防に
なります．「説明して，メモも渡しましたでし
ょう」といえば，患者さんは反論できないもの
です．「聞いたけど忘れていました」と言うし
かないのです．

筆者のクリニックのナースは術前の説明と手
術日を決めるのに，マンツーマンでかなりの時
間をかけます．笑い声が聞こえてくることも多
いのですが，うまくコミュニケーションが取れ
ている様子で安心します．こういう習慣が患者
さんとの絆にもつながり，結果として，トラブ
ルの予防にも役立つことになるのです．

要するに，**診療という仕事も「チーム医療」**
という認識で行われて，初めてスムーズに遂行
できるのだと思うのです．

術後は原則として3ヵ月目まで経過観察をさ

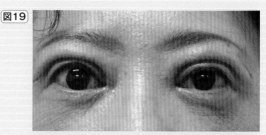

図19

この写真は術後1週間．抜糸が終了したところ．

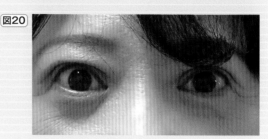

図20

術後2ヵ月．まだ完全には腫れが引いていませんが，
大きく開眼できています．

せてもらいます．術後1ヵ月では，まだ50
％くらいは腫れは引いていません（図19）．術
後2ヵ月でも70％くらいしか腫れは引いて
いません（図20）．本当にスッキリと腫れが引
いたことを確認できるのには術後3〜4ヵ月は
かかるのです．

12. 重瞼術（1）埋没縫合法 ランクB

現在では，重瞼術といえば埋没縫合法が最も普通に行われる方法ですが，1985年以前は切開法が当然の手術法とされた時代でした．埋没縫合法は非常に不安定で不完全な手術法というイメージが強かったので，手術法としてはマイナー中のマイナーとされていました．また，もう1つ「ビーズ法」という，抜糸式の重瞼術縫合法がありましたが，これは確実性の高い重瞼術なのですが，「ダウンタイム」すなわち社会生活に戻れるまでの期間が長いという決定的な欠点があり，いまだにメジャーにはなれません．そして，確実性には問題があるにもかかわらず，ダウンタイムが1日と短い埋没法という手術方法に人気が集中しています．実際に，重瞼術を希望する人に手術法の希望を最初に聞くと，「埋没法」と答える人が10人中8，9人と，圧倒的に多いのが現実です．術後決定的に気に入らないというような事態が生じても，抜糸をすれば元に戻せるという安心感が，初めての美容外科手術を受ける人には，何よりの強みとなっています．

《症例》

症例は23歳女性．アイプチというのりづけ法で毎朝二重瞼を作る方法を3年続けても，二重瞼にはなりそうもない，ということで手術を希望して来院．手術はやはり埋没法で受けたいという希望でした．

■ ナースの作業 ■

① 術野の消毒
② 局所麻酔の介助
③ 麻酔の目薬，コンタクトレンズの介助
④ 手術の開始，縫合糸の針穴への挿入
⑤ 縫合糸結紮の介助
⑥ 術後生活の指導

手術の工程

1 術前観察

術前の状態，特に眼瞼の腫れぼったさや，皮膚の厚さなどを観察して，重瞼を作った場合に安定性があるかどうかを見ておきます（図1）．

埋没法では重瞼線が消失しやすいか，しにくいかを患者さんに伝えておいた方が親切です．もちろん，アイプチとかアイテープで二重を毎日作っていた人は，自分の瞼が安定した二重になりやすいかどうかはわかっている人も多いです．

図1

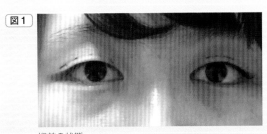

術前の状態．

図2

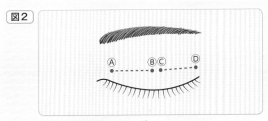

予定の重瞼線のマーキング．

2 重瞼線の位置決定

どんな形状の重瞼にしたいか，重瞼の幅はどの程度か，平行型か末広型かなど，二重瞼の形の希望をよく聞いたうえで重瞼線の形を決めます．

3 顔面の消毒とシーツでのカバー

眼瞼を中心に消毒をして，眼瞼と鼻のみを出す穴あきシーツで，顔面を覆います．

4 予定の重瞼線のマーキング

あらかじめ患者さんの希望を確認しながら決めたラインに沿って，皮膚ペン*かピオクタニン®*などの色素にてマーキングを行います（図2）．

5 局所麻酔

まずは点眼薬にて眼瞼の裏側の粘膜を麻酔します．その後「目隠しコンタクト」を装着して，局所麻酔の開始です．皮膚の予定ラインに沿って麻酔の注射をします（図3）．次に瞼を裏返して結膜の麻酔をします（図4）．眼瞼の内側，外側にも十分に麻酔を注入します．眼瞼が裏返っている状態で，あらかじめ決めておいた瞼板レベルでの眼瞼縁からの距離をマーキングします（図5，6）．通常4〜5 mmですが5.5 mmを超える必要はなく，表の重瞼線が普通の閉瞼時が8 mmあったとしても，開瞼時は5 mm程度には縮んでいるものですから，

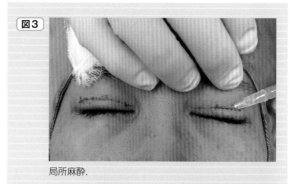
図3 局所麻酔．

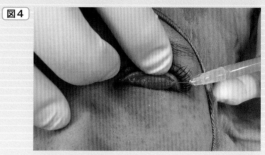
図4 結膜側の局所麻酔．

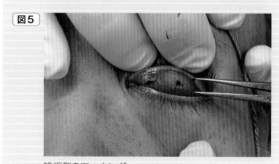
図5 瞼板側のマーキング．

図6 図5のシェーマ

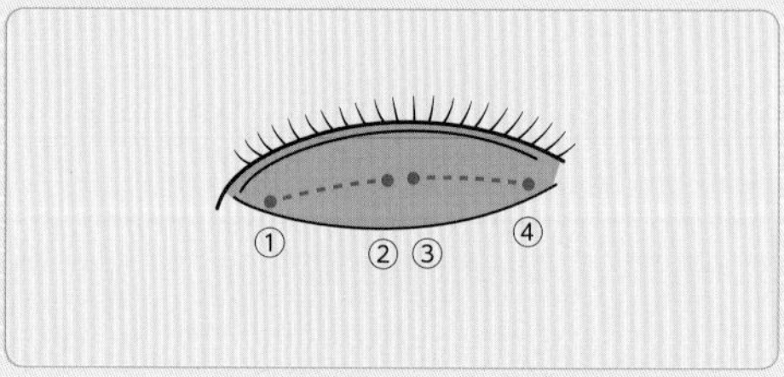

Foot Note

＊皮膚ペン：手術野のマーキングに使うマーカー．
＊ピオクタニン®：染色液．従来口腔内の消毒などに使われてきたが，手術の細かいデザインのマーキングにも用いられる．

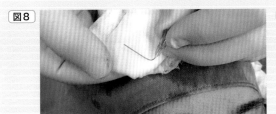

図7

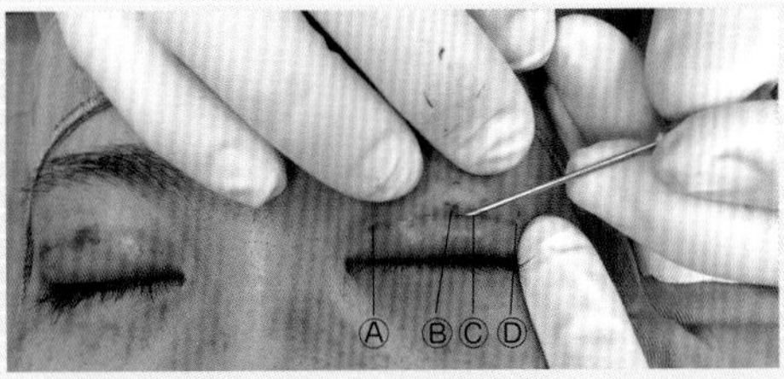

片側で４ヵ所に穴をあけます．

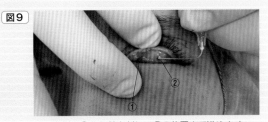

図9

瞼の裏側の②から針を刺し，①の位置まで進めます．

図8

25 G針を90°に曲げます．

図10 図9のシェーマ

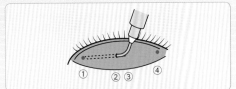

それを想定して，裏側は５mmのレベルをマーキングしておくのです．眼瞼の内側と外側は中央部よりも１mmくらい狭くしておきます．これで，眼瞼の麻酔が完了です．

6 埋没点のガイド

まず眼瞼皮膚に沿って針を通す予定のライン上で４ヵ所に18 G針にて皮膚から瞼板に向かって穴をあけます（図7）．埋没法でくびれを作る重瞼線の皮下を通す糸は，内側半分と外側半分の二本を予定しています．

7 手術の開始

筆者の習慣ですが左眼瞼から開始します．
Step 1：まず左眼瞼を裏返して内側半分の領域から始めます．90°に曲げた25 G針にて（図8），瞼板レベルでのラインに沿ってポイント②から瞼板内に針を通し①まで進めます（図9，10）．その状態で眼瞼を元に戻して針先を皮膚の穴Aに出します（図11）．
Step 2：そして，針先の針穴に7-0ナイロ

図11

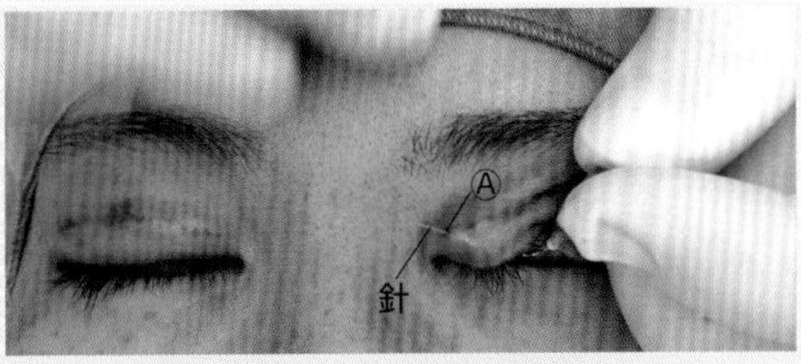

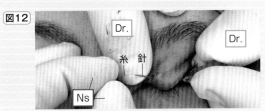

あらかじめ開けた穴Ⓐに正確に出します．

図12

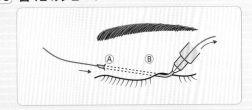

Ⓐに出た25 G針に7-0ナイロン糸を差し込みます．

図13 図12のシェーマ

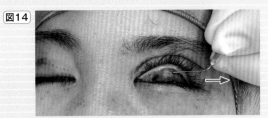

図14

針を後退させます．

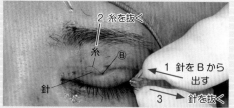

図15

2 糸を抜く

糸　Ｂ

針

1 針をBから出す

3 針を抜く

Ⓑの穴に針を出し，糸を抜き，その後針も抜きます．

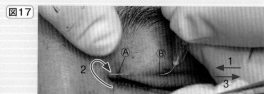

図17

Ⓐ　Ⓑ

2

1

3

糸

25G 針をⒷから皮下ギリギリの深さで通してⒶに針先を出し，Ⓐに出ている 7-0 ナイロン糸を針穴に挿入します．

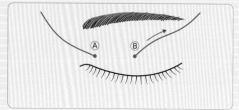

図16　図 15 で針を抜いたあと

Ⓐ　Ⓑ

25G 針をいったん抜くと，ナイロン糸はⒶからⒷに貫通しています．

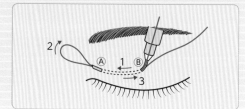

図18　図 17 のシェーマ

2　Ⓐ　1　Ⓑ
3

25G 針を抜去すると，7-0 ナイロン糸は瞼板から皮膚直下とループ状に貫通しています．Ⓑにあけた穴の最深部に結紮部が来るように結紮します．

ン糸を挿入します（図 12，13）．糸の半分まで針に入れます．

Step 3：次に眼瞼を反転させてその 25 G 針を後退させ（図 14），ポイント②まで来たところで眼瞼の反転を戻し，穴Bに出します．そして，7-0 ナイロン糸を針穴から抜きます．針も一度抜きます．これで 7-0 ナイロン糸は眼瞼の皮膚側のポイントA，B両方に出ます（図 15，16）．

Step4：次いで 25 G 針をポイントBからAまで，皮下ギリギリの深さで通して針先をAに出し，Aに出ている 7-0 ナイロン糸を針穴に挿入し（図 17，18），針を後退させてBにて針を抜去すると，ナイロン糸はポイントBから両側が出ることになります（図 19）．

Step 5：同様の操作を左眼瞼のポイントC，Dにも行います（図 20）．

Step 6：ポイントBに出ているナイロン糸に結紮を行った後（図 21〜23），結び目がほどけないようにさらに2回結紮を施します（図 24）．結紮部ギリギリ（0.5 mm 程度）にてカットすると（図 25），結紮部は瞼板近くに埋没することになります．同様の操作を外側のDに出ている糸にも行います．

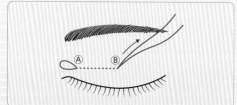

図19　図 17 で針を抜いたあと

Ⓐ　Ⓑ

25G 針を抜去すると，7-0 ナイロン糸は瞼板から皮膚直下とループ状に貫通しています．Ⓑにあけた穴の最深部に結紮部が来るように結紮します．

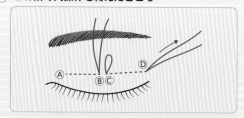

図20　2ヵ所で同操作を終えたところ

Ⓐ　ⒷⒸ　Ⓓ

同様の操作を C，D の位置で行います．

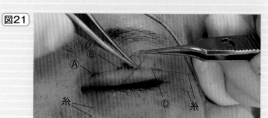

図21

Ⓑ
Ⓐ

糸

Ⓓ　糸

Ⓑに出ている2本の糸で結紮します．糸にループを作ります．

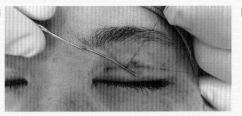

図22 ループにブジー*を通します．回しながらしっかりと緊張させて抜去．

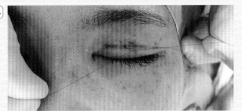

図24 さらに2回結紮をします．これで結紮完了です．

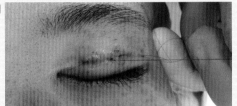

図23 止め結びをして結紮完了です．

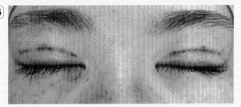

図25 結紮部ギリギリのところでカットします．

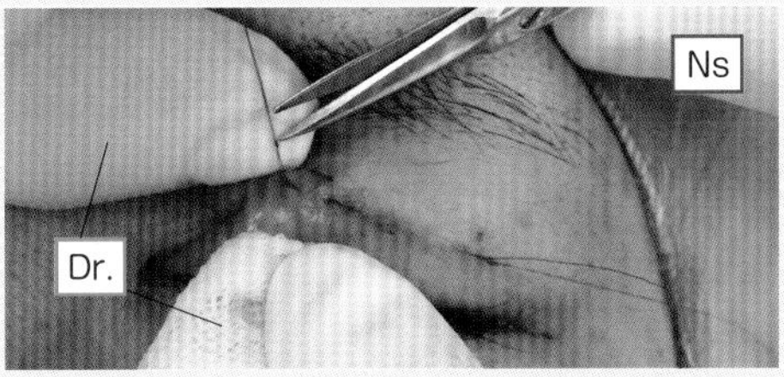

Step 7：反対側眼瞼にも行い，手術は終了です（図26，27）．

8 術後観察

　患者さんに開瞼してもらい，重瞼の状態を確認します（図28）．さらに座位でも確認して，患者さんにも鏡を見てもらいます（図29，30）．この時，麻酔による腫れなども加わって，必ずしも自然な重瞼にはなっていません．しかし，術後初めて見る自分の顔の第一印象は患者さんにとって非常に重要な意味を持ちます．鏡を見せるのにも単に患者さんに鏡を渡して，「勝手に見てください」ではだめです．腫れが強くて不自然に見えるケースであればあるほど，少なくとも，最もよく見えるアングルで鏡を見られるような配慮が必要です．数時間後には麻酔による腫れの状態がかなり収まり，それによって，重瞼幅も狭く見えるようになります．患者さんの心配を最小限にとどめるために

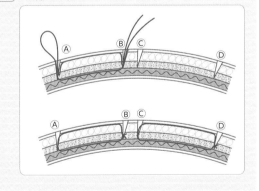

図26 両側ともに結紮を終了しました．

図27 埋没法の糸のシェーマ

📖 Foot Note

＊ブジー：直径0.2～0.9 mm，長さ10 cm程度の綱線で，先端は丸くなっている．もとは涙管ブジーと言って涙管を通すためのもの．細いナイロン糸などに通してスムーズに糸を結ぶ時などに用いる．

は，術者ならびに介助のナースの説明は非常に大切な意味をもつものです．ナースは，「私はいろんなケースを見てきているので，かなり腫れていても，大丈夫，ちゃんと腫れは引きます」と言って安心させることが大切です．こういう場合は執刀医よりもナースが言う方が患者さんを安心させることができるものです．患者さんも，この時点では「医師は大丈夫としか言わないだろう」と思うものですから．このように，**ナースの「後方支援」**というものは非常に重要なのです．

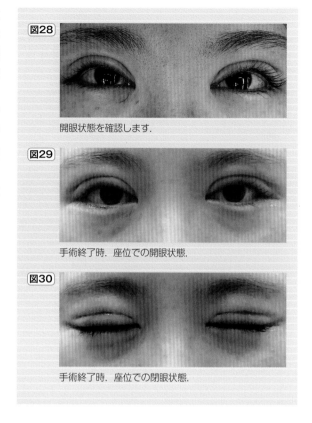

図28

開眼状態を確認します．

図29

手術終了時．座位での開眼状態．

図30

手術終了時．座位での閉眼状態．

Supplement

美容形成外科や外科系のナースのプロは「格上」であると思う理由

　麻酔科には麻酔を介助する特別な資格があります．現在のところはありませんが，外科手術の介助を直接するナースにもそういう特別な資格制度があってもよいのではないかと思います．実際外科系のクリニックでは，手術の助手を務めるナースがいるのが一般的です．さらに凄いことには，そのナースは手術の器械出しまでやってしまうのです．普通の医師が手術の助手につく時は，総合病院でも，個人のクリニックでも器械出しのナースが必要です．そんな**二役をこなせるナースが普通のナースよりも「格上」とされる**のは当然です．もちろんそれには習熟を必要としますが，そうであるからこそやりがいのある仕事なのです．常に医師の使い走りのような仕事ばかりをして，ひたすら時間が過ぎるのを待つだけの仕事に比べれば，全然仕事の充実感が違うのです．向上心のあるナースであれば，医師の助手を務めることができるようになりたいと思うのは当然だと思います．

Supplement ∙∙∙

「ミステイク」を意味する言葉は禁句

　クリニックでは多くの手術を局所麻酔で行います．局所麻酔で手術を受ける患者さんは，手術台の上で目を閉じています．眠っていない限り，手術場スタッフの会話や，声にする言葉はよく聞こえてくるものです．

　そんな状況で，「あっ」とか「すみません」とか，「ごめんなさい」とか，「それは駄目」とか「それはあかんわ」とか「やばい」などという「ミステイクを誰かがした状況」を意味する言葉が聞こえてくると，目をつむっているため見えない患者さんは，自分の身に何かまずいことをされているのではないかと想像してしまうことになります．少なくともよい状況ではないはずです．

　逆に，「いいね」とか「大丈夫」とか「うまくいったネ」とか「ありがとう」という言葉が聞こえると何だか安堵の気持ちになるのではないでしょうか．

　ですから，「ミステイク」を連想させる言葉は手術場では禁句なのです．大学病院では，「すみません」や「ごめんなさい」という言葉を使うことを誰もいけないとは思っていません．しかし，局所麻酔手術が頻繁に行われるクリニックでは，このような言葉を発声してはいけません．このことは，筆者のクリニックに入職してきたスタッフに最初に教えます．最初はともすれば「すみません」と言ってしまうことが多いのですが，「『すみません』は声に出さないで，ジェスチャーで」と指導すると，そのうちに慣れて誰も言わなくなります．こういう基本的な患者さんへの思いやりの心得がクリニックではとても重要なことなのです．

　筆者がまだ開業していない若かりし頃，アルバイト先の病院でのこと，手術の助手についてもらったナースは，とても礼儀正しい青年でした．よく気が利く人でもありました．しかし，その青年は筆者の指図に答えるのに，「すみません！○○」と，必ず「すみません」を発声の最初につけるのでした．手術が終わって，患者さんが退室する時，こう言いました．「先生，ありがとうございました！でも，助手の人が『すみません』と言われるたびに私はドキドキしていました」．筆者は，「申し訳ありませんでした！彼がミスをしたわけではありませんが，彼はとても謙虚な男で『すみません』というのが口癖なものですから」と謝りました．その時，「ミステイク」を連想させる言葉は本当に患者さんに余計なストレスを与えるのだなと，改めて思いました．今もその考えには変わりはなく，礼儀正しさと，患者さんへの気配りとを比べると，患者さんへの気配りのほうが大切であることを強調したいのです．筆者は今も新入職のスタッフには，必ず「ミステイクワード」の注意をします．大学病院や総合病院での勤務が長い人には，最初はなかなかこの意味がわからない人もいますが，個人のクリニックでは非常に大切な配慮なのです．

13. 重瞼術（2）全切開法

重瞼術の全切開法は，もともとは重瞼術の定番手術であったものです．それが，時代とともにダウンタイムの短い手術が望まれるようになると，埋没縫合法などのいろいろな簡単手術法が人気となってしまいました．現在では，全切開法は重瞼術の最終手段といえます．その適応は，（1）腫れぼったい眼瞼で，埋没法ではすぐに重瞼線が消失すると考えられる場合，（2）皮膚のたるみがひどく，そのたるみを取らないときれいな重瞼が望みにくい場合，（3）何度も埋没法で手術していて，それでも重瞼線が落ち着かない場合，などにあると思います．しかし，美容外科手術の**手術法の決定権は患者さんにある**ため，どうしても埋没法で，と言われれば切開法ではなく，埋没法でということになります．もちろん，全切開法を勧めることはしますが．

《症　例》

症例は28歳の女性，全切開法での重瞼術を希望して来院しました．

■ナースの作業■

① 術野の消毒
② デザインの介助
③ 局所麻酔の介助
④ 手術の開始，皮膚切開の介助
⑤ 軟部組織切除の介助
⑥ 止血の介助
⑦ 皮下縫合の介助
⑧ 皮膚縫合の介助
⑨ ドレッシングの介助
⑩ 術後の清拭
⑪ 術後生活の指導

手術の工程

1　術前観察

まず，眼瞼の開瞼状態，腫れぼったさの程度などの観察をします（図1）．そして，患者さんの希望する二重瞼の形状，二重瞼の幅などを聞き出します．そして，手術の概要の説明は医師がしますが，手術日の予約はナースが引き受けます．ナースは患者さんとマンツーマンで手術の日を決めるのですが，その時，患者さんが医師から聞ききれなかった実際の手術での注意点などをナースが説明します．

患者さんとナースの会話の中で，ナースは患者さんと親しくなっていきます．筆者はこの患者さんとナースの絆が深くなることを暗に期待しているのです．初めは慣れないので事務的な対応しかできなかったナースも，慣れていくに

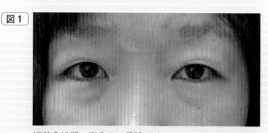
図1
術前の状態．完全な一重瞼です．

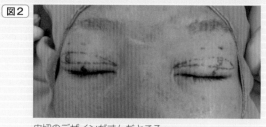
図2
皮切のデザインがすんだところ．

つれて友達のように話ができるようになると，その会話を通してカウンセリング力が培われ，プロとしての自覚ができ，この仕事のやりがいに結びつくことになります．クリニックとしてチーム医療を目指す筆者にとって，ナースの存在がどんどん大きくなっていくのは非常に頼もしいものです．

② 二重瞼のデザイン

重瞼の幅，末広型，平行型のどの形かの選択は，患者さんの希望を極力叶えるようにします．また，デザインを描いたとき，皮下の組織をどの程度切除するかをだいたい決めておきます（図2）．仕上がりをイメージすることは大切なことで，数をこなすうちにそういうことがわかってくるものです．

③ 皮膚の切除幅の決定

患者さんの眼瞼の状態によって決まってきます．余剰皮膚の程度によって切除幅を決めます（図3）．

筆者の切除幅の決め方は，まずまつ毛側の切除ラインをまつ毛上縁から何 mm のところに置くかから始めます．たとえば，①奥二重でもよいという人には3，4 mm，②はっきりとした二重でも狭い二重でよいという人には5 mm，③やや広い重瞼が希望の人には，6，7 mm という感じです．そこから何 mm 切除幅を取るかということになりますが，普通に目を閉じることができる状態で，カリパー*にて余剰皮膚の量を計測し，そこから2，3 mm 余裕をもたせることができる点を決めて，そこから最初に決めた下（まつ毛側）のラインまでの

図3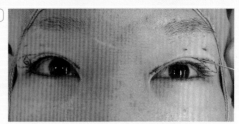

術前開眼時．まつ毛上縁からの距離を6 mm としましたが，この6 mm という長さは広すぎないまでも，比較的はっきりとした平行型の二重瞼になることを目指したデザインにしています．

図4 全切開法の断面図

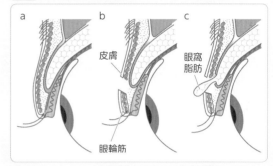

a：術前．b：皮膚，眼輪筋，皮下総合組織の切除．c：眼窩脂肪の摘除．

図5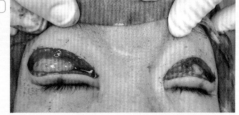

皮膚を切除して眼窩筋の一部を切除すると眼窩脂肪が出てきます．

図6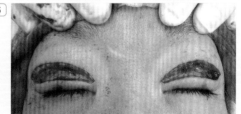

余剰の眼窩脂肪を取り除いたところ．

 Foot Note

＊カリパー（caliper）：両脚式測径器のこと．眼瞼皮膚を閉瞼状態でつまむようにはさむと余剰皮膚の量がわかる．その時カリパーにできたすき間（径）の長さを差し引いた量が余剰皮膚ということになる．

距離が切除幅となります。その点を3ヵ所決めれば上（眉毛側）のラインが決まります。

　そのようにして，筆者は全切開法の手術では必ず皮膚を切除することにしています。全切開法でも，皮膚を取らない美容外科医もいますが，それでは全切開法の意味がないと考えるからです。部分切開法では皮膚を切り取ることはしません。また，まつ毛側ラインから8 mmを超えると，術後開瞼する時，縫合線が眼球に沿って異常に引き込まれるため，幅がより広くなり，不自然な幅の重瞼に仕上がるからです（他院の修正例が多い）。

4 局所麻酔

　キシロカインE®とマーカイン®をミックスしたものを常用しています。片側2～3 mLくらいを最初に使用します。

5 皮膚切開

　皮膚に対してできるだけ90°を保つように切開します。

6 軟部組織の切除

　眉毛側は意識的に皮下の眼輪筋を切開線から3 mmくらい残して深層に入ります。そして，皮膚ごと眼輪筋やその下層の軟部組織を切除します。この症例はやや腫れぼったい状態なので（図3），はみ出してきた眼窩脂肪を摘除します（図4～8）。周辺はしっかりと止血します。

7 まつ毛側の皮下縫合

　まつ毛側は眼輪筋の一部を残して3針皮下縫合しました（図9）。この部位の皮下縫合は，結

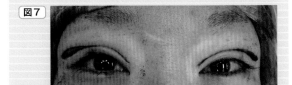

図7　開瞼してもらい，左右差など不具合がないかを確認します。

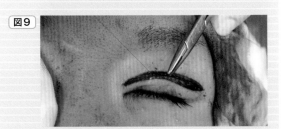

図8　皮膚眼輪筋，眼窩脂肪などの軟部組織。ナースがきれいに並べて写真を撮ります。

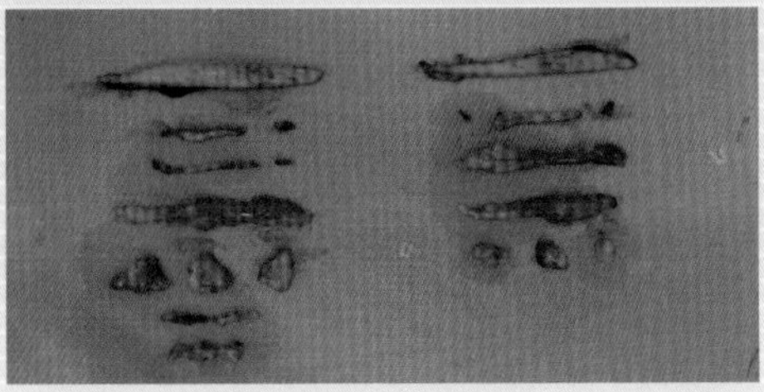

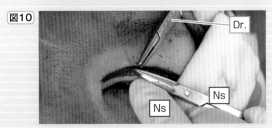

図9　皮下縫合は皮下と瞼板にかけて3～4カ所に行います。

図10　皮下縫合の糸切りはナースが行いますが0.5 mm以下が目安です。

Dr.
Ns
Ns

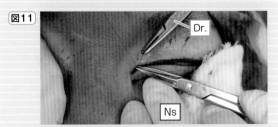

図11　次は7-0ブレードシルク糸にて全域を5～6針でアンカリング縫合します。

Dr.
Ns

紮部からあまり糸を長く残さないように短くカットする必要がありますから，助手の役割は重要です（図10，11）.

8 皮膚縫合

7-0 ブレードシルク糸にて片側5〜6針を目安にアンカリング縫合します（図11，12）. アンカリングの位置は，まつ毛側の皮膚の皮下の位置を目安に，瞼板上の軟部組織に糸をかけることを心がけます. このアンカリング縫合が終わった時に，眼瞼を開いてもらって重瞼ラインを歪める部位がないかを確認し，もし乱れがあれば，その縫合糸のアンカリングの位置を修正します.

9 皮膚連続縫合

最後の工程として，残った部位は連続縫合とします. 7-0 ナイロン糸にてらせん状の連続縫合をして手術は終了です（図12〜14）.

10 ドレッシング*

長さ1cm，幅1mmのドレーン*を排水孔として各1本挿入して創を被覆しました.

11 術後のチェック

原則的に術後翌日に来院してもらい，血腫形成がないかをチェックして，ドレーンを抜去します（図15）. もし明らかな血腫形成が疑われたら，患者さんには理由を説明して局所麻酔を始めます（1mLのキシロカインE®で十分です）.

Foot Note

＊ドレッシング／ドレーン：p. vi［用語一覧］参照.

図12 手術終了時の断面図

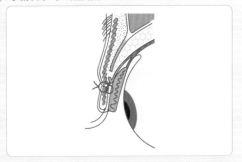

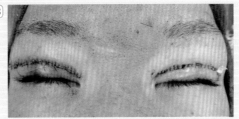

最後は 7-0 ナイロン糸にて連続縫合を行います.

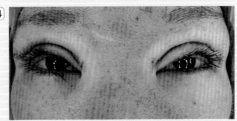

開瞼時に重瞼ラインに明らかな乱れがないかを確認します. この状態なら OK です.

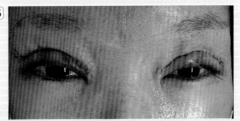

術後2日目. この程度の腫れはあります.

そして5分くらい待って縫合糸をカットし，血腫を除去します．出血部がわかれば止血しますが，ほとんどの場合，出血は止まっています．生理食塩水で洗浄して，再縫合します．この操作をためらって何もせずに経過観察とすると，あとあとまで眼瞼の左右差に悩むことになり，場合によっては再手術になることもあります．

12 抜糸処置

術後1週間で抜糸処置になります（図16，17）．まだ腫れは半分しか引いていませんが，重瞼のラインで結果を判断できます．

13 術後の経過観察

術後3ヵ月目くらいまでは術後チェックに来てもらいます．縫合線の傷跡の赤みは半年余りで消えます．術後1ヵ月頃（図18），ナーバスな患者さんでいろいろ不定愁訴を交えた痛みや開瞼時の引きつり感を訴える人がいますが，「そういうことは想定内で，気になる人はひどく気になるものですが，2ヵ月3ヵ月と経つうちに徐々に気にならなくなるものですよ」となだめるように説明します．ナースの役割もここで患者さんの訴えを無視することなく，「そういう人はよくいらっしゃいます．1ヵ月目は術部や傷跡が一番硬くなっている時期なので異常事態のように感じられてしまう人がいますが，柔らかい眼瞼の皮膚だからそういう感じが強くなるだけで，いずれあまり気にならなくなるものです．皆さん3ヵ月もすると，気にならなくなったといわれます」という風にフォローしてあげることが，患者さんを安心させることになります（図19）．ナースに体験者がいますと，さらにそのナースの説得力が増します．

傷跡の赤みは普通は半年くらいでほとんど消えるのですが，ケロイド体質の患者さんでも，1年くらいで目立たなくなります．患者さんの

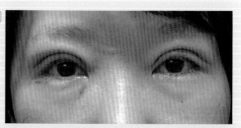

図16

術後1週間（開眼状態）．抜糸完了．

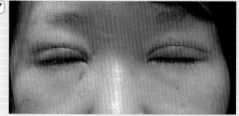

図17

術後1週間（閉眼状態）．抜糸完了．

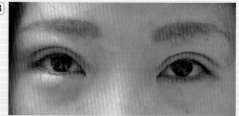

図18

術後1ヵ月．ようやく開瞼しやすくパッチリとした目になってきました．しかし，まだ完全に腫れが引いた状態ではありません．

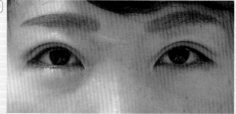

図19

術後3ヵ月．ほぼ（95％以上）腫れが退きました（これは午前撮影のもの）．ただし，右の方が左よりも腫れが残っているように見えるのは，この患者さんが右を下にして眠る習慣があることが原因です．あと3ヵ月もすると，このむくみはもっと目立たなくなります．

悩みは医師が説明すればたいていは納得されますが，ナースが「私もたくさんの患者さんを診ていますが…」と言ってフォローすることで，患者さんはさらに安心して帰られることになります．それも美容形成外科チーム医療の大切なところです．

14. 下眼瞼のしわ取り術 Hamra 法　ランクC

下眼瞼のふくらみが目立って，眼瞼と頬の境目（眼瞼頬溝）がはっきり目立つ状態（袋のように膨らんでいるので，baggy eyelid とよばれる）は，老けて見えるだけでなく，病的にも見えるため，気にする人は多いのです．この状態の改善法としての手術は，Hamra 法が一番理にかなっていてよい結果が出る方法です．ポイントは眼窩隔膜を下部で眼窩下縁から外して，5，6 mm 下方に移動させて，眼窩下縁を目立たなくするところです．その他の方法では，隔膜を引き締めてもやはりまた膨らんできたりして，なかなか思うような結果が出せないものです．

《症　例》

症例は 63 歳女性，下眼瞼の病的なふくらみを気にして来院しました（図1）．

この部位のたるみやふくらみ，それに加えて眼瞼頬溝の溝が目立つなどの悩みで来院する人はかなり多いのです．

■ ナースの作業 ■

①術野の消毒
②局所麻酔の介助
③皮切後の剥離操作の介助
④止血の介助
⑤術野の確保
⑥眼窩脂肪摘除の介助
⑦眼窩隔膜の縫着の介助
⑧眼輪筋の縫着の介助
⑨皮膚切除の介助
⑩皮膚縫合の介助
⑪ドレッシングの介助
⑫術後の清拭
⑬術後生活の説明と指導

手術の工程

1 手術の説明

この手術は眼窩隔膜の下縁を下方や側方に移動させて，ほかの方法ではなかなか解消できなかった眼窩隔膜下縁の境目の段差を目立たなくする方法です．この Hamra 法では，その境目の段差を目立たなくでき，再発することもほとんどないところがありがたいのです．

2 術前の説明

患者さんの悩みは下眼瞼の皮膚の病的なふくらみとたるみ（図1，2）ですから，そのふくらみの境目をマーキングします（図3）．その部位

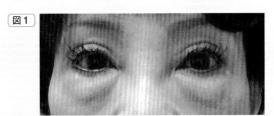

図1

術前．病的に見えるふくらみ．

図2　術前の状態のシェーマ

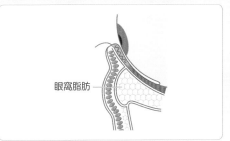

眼窩脂肪

のふくらみと段差を解消するにはまず，ふくらみの一番の原因である眼窩脂肪を取り除いたのち，眼輪筋を引き締める操作を行い，そして，たるんだ下眼瞼の余剰皮膚を切り取って，引き締めて張りを持たせます．眼窩脂肪をある程度取り除いた後，眼窩隔膜をもとの位置から，より広い下方，側方に広げて，張りを持たせて固定することによって，術前の目立った境目を見えなくする処理が最も重要なポイントです．

3 麻酔

　局所麻酔は，下眼瞼のふくらみ部分全体に麻酔がかかるように注射して，5分間待ちます．

4 手術の開始

　予定した皮切ラインに沿って，皮切を開始します．

5 下眼瞼レベルの剥離

　瞼板のレベルまでは皮下を剥離します（図4）．これは術後も眼輪筋が瞼を閉じるときに支えとなって，目を完全に閉じることができない「あかんべー」状態になるのを予防することにもなります．そして，それよりも下方は眼輪筋の下層に入り，眼窩隔膜の直上を剥離します（図5）．さらに，眼窩下縁のレベルよりも約1cm下方まで皮下を剥離します（図6）．下眼瞼はよく出血します．止血はしっかりとしないといけないので，電気止血器にて行います．この時点で下眼瞼の眼窩脂肪が大きくふくらんで見えます（図6）．

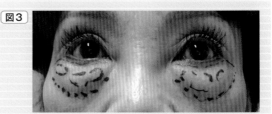

図3

ふくらみの境目をマーキングしておきます．上方視した時に下眼瞼のふくらみがこのようにさらに強調されるのは，眼球周囲の眼窩脂肪が上下につながっている証拠です．

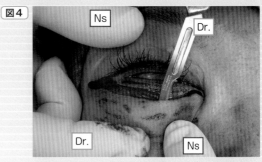

図4

眼板のレベルまで眼輪筋の上層にメスを入れます．

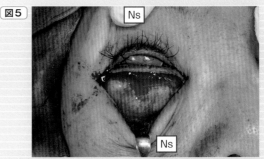

図5

瞼板のレベルよりも下方は眼輪筋の下層で眼窩隔膜の上を剥離していきます．

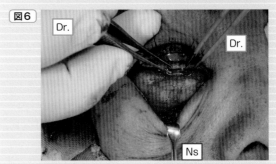

図6

眼窩下縁より1cm以上下方まで剥離します．

6 下眼窩隔膜の切開

次いで，眼窩下縁で隔膜を切開します．

7 眼窩脂肪の部分摘除

隔膜を切開すると，眼窩脂肪が露出してきますので（図7），あらかじめ予測した量の眼窩脂肪を部分摘除します（図8～10）．少々多く摘除したとしても上眼瞼の方からまた下がってきます．

8 眼窩隔膜の縫着

眼窩脂肪を摘除すると，隔膜に余裕ができるので，それを広げるように6，7 mm 下方に縫着します（図11）．眼窩下縁を3，4針縫着したのち，下縁の両側も同様に切開して，無理せず3 mm 程度外側に縫着します．

9 眼輪筋の縫縮

次いで眼輪筋を外側に引き寄せて眼窩外縁に1，2針縫着します．余剰部分があれば，部分切除します．

10 下眼瞼皮膚の切除

さらに下眼瞼皮膚の余剰部分を切除します．この際は皮膚の取り過ぎに十分注意します．取りすぎると，最もいやな合併症としての下眼瞼の兎眼，つまり目を完全に閉じることができない「あかんべー」状態を招きます．

図7 眼輪筋下を剥離

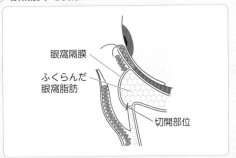

眼窩隔膜
ふくらんだ眼窩脂肪
切開部位

図8

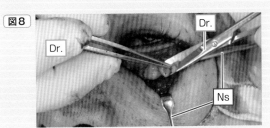

クランプした眼窩脂肪の部分摘除．ハサミにてカットした後，電気止血器にて止血します．

図9 眼窩脂肪を適当量摘除する

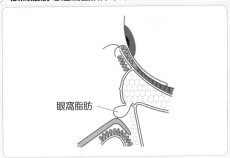

眼窩脂肪

図10

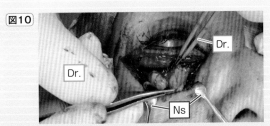

摘除する眼窩脂肪の量を見ながら取り出します．

図11 眼窩隔膜の下方移動と縫着

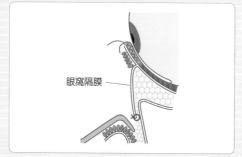

眼窩隔膜

眼窩隔膜を約7mm下方に引き降ろすように縫着固定します.

図13 創の縫合閉鎖

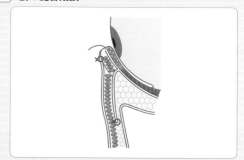

閉創終了時．下瞼のふくらみと段差の解消.

図12

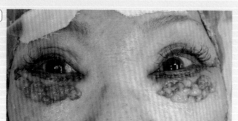

摘除した眼窩脂肪.

図14

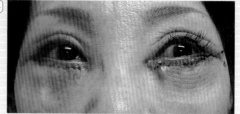

術後2日目．皮下出血もほとんどありません.

図15

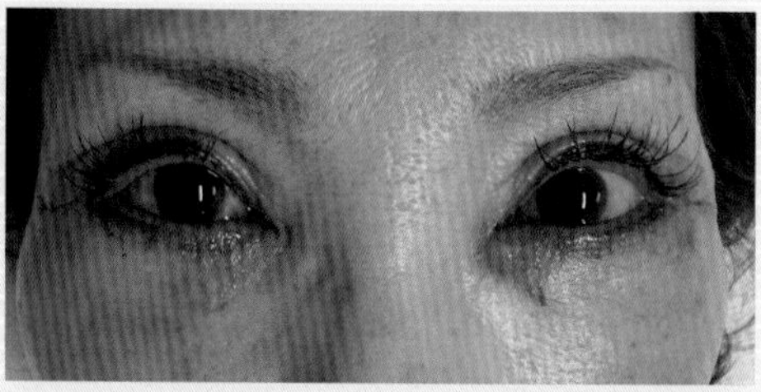

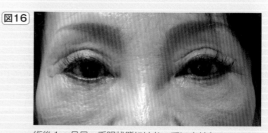

術後1週間（開眼状態）．兎眼状態にはなっていません.

図16

術後1ヵ月目．兎眼状態にはなっていません.

11 皮膚縫合

最後に皮膚縫合をして手術が終了します（図12, 13）．念のため縫合部にドレーン*を挿入します.

12 術後ケア

術後は腫れも皮下出血もあります．術後2日目（図14）に，ガーゼ交換にて血腫の疑いがなければ術後1週間で抜糸になります（図15）．皮下出血は2，3週間かけて消失しますので，我慢していただきます（図16）.

📖 Foot Note

ドレーン：p. vi〔用語解説〕参照.

15. 隆鼻術

　隆鼻術は，その昔昭和40年くらいまでは重瞼術と並んで日本の美容外科手術の定番とされてきたものです．要するに重瞼術と隆鼻術が日本では圧倒的に多い手術であった時代があったのです．

　しかし，第二次世界大戦の後，日本人の身体，骨格の発育がよくなって，鼻が低すぎる人は激減し，それに従って隆鼻術を希望する人も明らかに減少しました．しかし，重瞼術だけは変わらず美容外科の最も多い手術として，今も継続しています．それに加え，ヒアルロン酸の登場で，ほどほどの低さの修正には手術ではなく，この注射で補えるようになったことで，シリコンによる隆鼻術はさらに少ない手術になってしまったのです．

　しかし現在では，鼻の美容外科手術分野では単に鼻を高くする隆鼻術だけではなく，鼻尖形成，鼻中隔延長，鼻翼縮小などの複雑な手術が発達してきました．ここでは，まず単純な隆鼻術と鼻尖形成術を解説することにします．

《症例》

　症例は21歳女性です（図1，2）．半年ごとにヒアルロン酸注射を打ち続けることよりも，シリコンプロテーゼによる隆鼻術を選択しました．

■ナースの作業■

①シリコンプロテーゼの消毒
②術野の消毒
③局所麻酔の介助
④皮下剥離の介助，止血
⑤プロテーゼ挿入の介助
⑥閉創の介助
⑦ドレッシングの介助
⑧術後の清拭
⑨術後生活の説明と指導

手術の工程

1　術前の計測とシリコンの設計

　術前の計測にて，3〜5 mm 長めのプロテーゼを準備することにします．長すぎればカットして短くすればよいからです．

　鼻のマーキングについては，正中線，鼻根部最下点，プロテーゼの最上部予定ポイント，鼻骨の位置などをマークします（図3）．

2　シリコンプロテーゼの作製

　シリコンプロテーゼは当日では間に合わないので，基本的には前日までに作製して，消毒な

図1
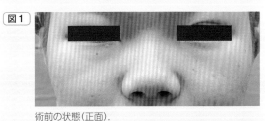
術前の状態（正面）．

図2
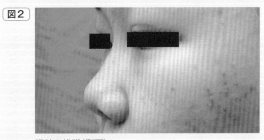
術前の状態（側面）．

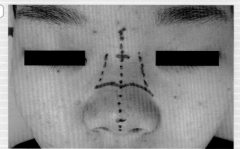

図3

正中線，鼻骨の位置をマーキングしておきます．

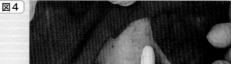

図4

シリコンプロテーゼの確認．正面から．

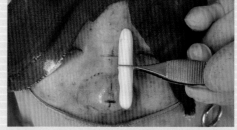

図5

シリコンプロテーゼの確認．側面から．

どの準備をしておきます．隆鼻手術は正味15
分ですみますが，このプロテーゼの作製に最も
時間をかける(30~40分)ことになります．
これにはメスとハサミと削り機(グラインダー)
が必要です．

　厚さは最も厚い部位で3 mm，先端に行く
ほど薄く，1.5 mmにしました．鼻すじは普
通の細さにしました(図4，5)．

3　術野の消毒と局所麻酔

　麻酔は2％キシロカインE®を使用しました
(8 mLで足ります)(図6，7)．

4　手術の開始，皮切

　右利きの人は右ですが，左利きの筆者は左の
鼻腔縁から入ることにして，メスを入れ，先端
が少し丸いメッツェンバウム剪刀*にて剥離し
ながら皮下を進めます(図8~11)．

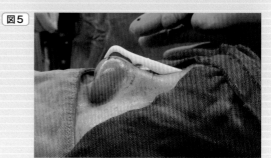

図6

局所麻酔の開始．

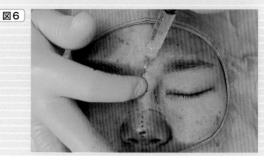

図7

鼻尖まで鼻全体を麻酔します．

Foot Note
....

　＊メッツェンバウム剪刀：キルナー剪刀と比べて先端が少し丸くしてあるため，皮下の剥離の際，前進と周囲の剥離がスムー
　　ズに行える(2章-A-2［手術器具］p.17参照)．

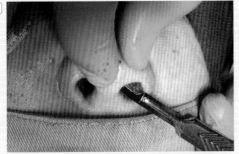

図8

皮切の開始. 鼻孔縁から1mm内側を切開線とします.

図11 骨膜の剥離範囲

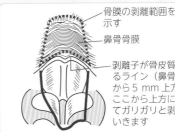

骨膜の剥離範囲を示す

鼻骨骨膜

剥離子が骨皮質に達するライン (鼻骨の下端から5mm上方) ここから上方に向かってガリガリと剥離していきます

点線は骨膜下を剥離する範囲. 実線は皮下の剥離範囲.
(文献1)より)

図9

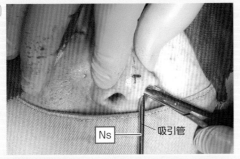

Ns　吸引管

鼻尖部の剥離.

図12

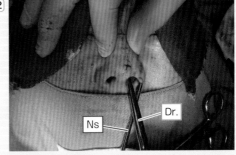

Ns　Dr.

ポケットの作製開始.

図10

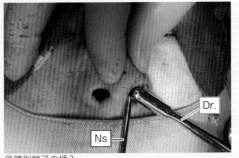

Dr.

Ns

骨膜剥離子の挿入.

図13

Ns

Dr.

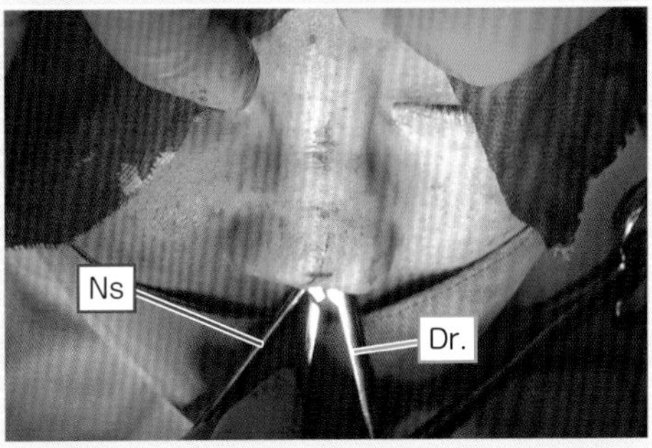

メッツェンバウム剪刀にて, 鼻骨の下端まで剥離.

5 プロテーゼを挿入するポケットの作製

ポケットの作製(図11〜15)に最も大切なことは, 鼻尖部に皮膚を含めた軟部組織の厚みを残すために, 剥離層を深くすることです(図15). シリコンプロテーゼを皮下ギリギリに挿入すると, 術後早期に先端の皮膚がさらに薄くなるので, **プロテーゼが露出する危険性**が増します.

鼻骨の先端まで剥離が進むと(図13), 次に

図14

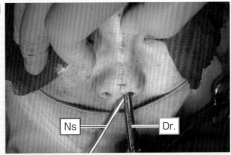

Ns　Dr.

鼻骨骨膜の剥離. プロテーゼ挿入予定の最上端まで剥離します.

鼻骨の上を剥離することになりますが，鼻骨部位は，骨皮質の直上つまり骨膜の下を剥離します．骨膜剥離子を用いて，ガリガリと手ごたえがあるほどに，骨皮質の直上を剥離していきます（図14，15）．鼻骨の鼻根部を越えるまで剥離を進めます．そして，プロテーゼを挿入する予定の上端部まで剥離をします．この骨膜下を剥離する操作（図15）は，形成外科の基本を学んでいない人には苦手らしく，骨膜下ではなく，骨膜の上，つまり皮下組織を剥離することになってしまいます．そうするとプロテーゼは皮下層に挿入してもしっかりとは固定できないので，プロテーゼがぐらぐらする入れ方になってしまいます（後日，鼻先を左右に動かすと，何と鼻根部でプロテーゼが右左に動くということになります．このことに気が付いた患者さんは，人前で鼻がかゆくても，鼻先をこすれなくなります）．

剥離の直後は出血がありますので，止血剤（アドナ液®）を加えた生理食塩水にて洗浄します（図16）．

6 プロテーゼの挿入

プロテーゼは，まず仮挿入から始めます（図17）．

プロテーゼを挿入してみて，長すぎると入りきらないので（図18），一度取り出して，鼻根部を2〜3mmカットして形を整えます（図19，20）（通常プロテーゼは2〜3mm長めに作っておきます．準備したプロテーゼが短すぎる場合は，鼻が上を向いてしまうので，別のプロテーゼを用意しなければなりません）．再びプロテーゼを挿入して長さが合っていることが確認できれば，挿入終了です（図21）．

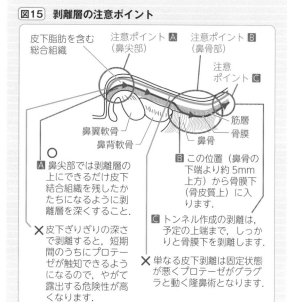

図15 剥離層の注意ポイント

皮下脂肪を含む総合組織 ／ 注意ポイント A（鼻尖部） ／ 注意ポイント B（鼻骨部） ／ 注意ポイント C

鼻翼軟骨 ／ 鼻背軟骨 ／ 筋層 ／ 骨膜 ／ 鼻骨

A ○ 鼻尖部では剥離層の上にできるだけ皮下結合組織を残したかたちになるように剥離層を深くすること．

✕ 皮下ぎりぎりの深さで剥離すると，短期間のうちにプロテーゼが触知できるようになるので，やがて露出する危険性が高くなります．

B この位置（鼻骨の下端より約5mm上方）から骨膜下（骨皮質上）に入ります．

C トンネル作成の剥離は，予定の上端まで，しっかりと骨膜下を剥離します．

✕ 単なる皮下剥離は固定状態が悪くプロテーゼがグラグラと動く隆鼻術となります．

（文献1）より）

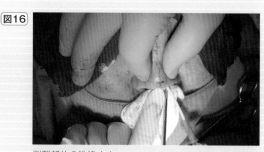

図16

剥離部位の洗浄止血．

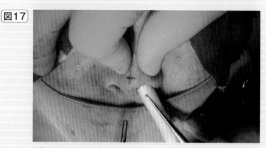

図17

プロテーゼの仮挿入開始．

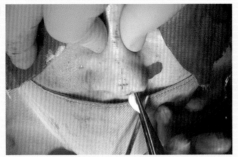

図18 プロテーゼの仮挿入をして，長さが合っているかどうかを確認．

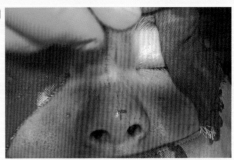

図21 プロテーゼの挿入終了．

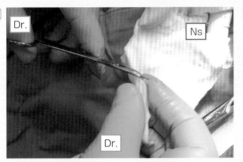

図19 長すぎたプロテーゼを削り短縮．

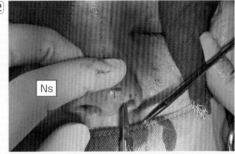

図22 閉創の開始．縫合糸のかけ方の幅は，意識的に3 mmくらいの広さで大きくかけます（これがプロテーゼをしっかり閉じ込めることになります）．

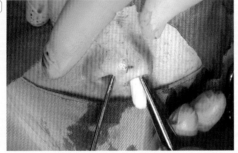

図20 プロテーゼの再挿入で長さが合っていることを確認．

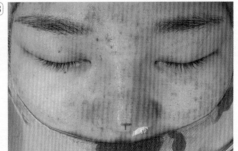

図23 閉創終了（正面）．

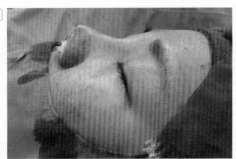

図24 閉創終了（側面）．

7 閉創

　6-0ナイロン糸にて開口部を閉じる操作です．3〜4針で閉じます．意識的に大きく幅をつけて糸をかけますが，**これは閉じるべき扉の厚さを象徴します**から，1，2 mmなど小さくかけてはだめです．3，4 mmの広さでかけます（図22〜24）．

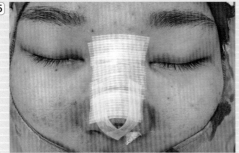

図25 テーピング開始．まずは3Mステリストリップ™テープを直に貼ります．

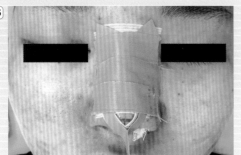

図26 さらに茶色の布絆創膏で多重層テーピング．

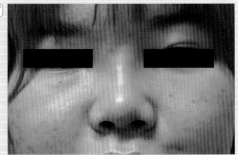

図27 術後1週間（正面）．抜糸終了．

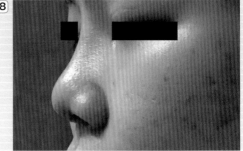

図28 術後1週間（側面）．抜糸終了．

8 ドレッシング*

　テーピングは厚いほどギプス包帯のような役割を果たします．4，5層に重ねて貼って厚みをつけると，腫れや血腫を予防できると考えています（図25，26）．炎症が疑われる異常な腫れがない限り，3，4日後には外します．

9 術後のケア

　隆鼻術の場合，術後血腫ができていることは術後1，2日でわかります．もし血腫が疑われる場合は，縫合糸を外して吸引洗浄します．血腫形成がなく順調であれば，1週間後に抜糸できます（図27，28）．その後は1〜3ヵ月後ま

図29 術後2ヵ月（正面）．

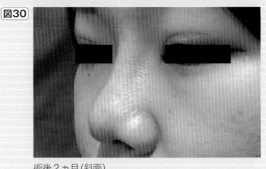

図30 術後2ヵ月（斜面）．

 Foot Note

*ドレッシング：p. vi［用語解説］参照．

で経過観察します(図29, 30).

プロテーゼは術後20年は安全としていますが, 鼻尖部などで皮膚が薄くなってプロテーゼが触ってすぐにわかるようになると, プロテーゼの露出を予防するために皮膚の裏打ち植皮を行い, プロテーゼの入っている皮膚に厚みを持たせる補修手術が必要になります. その時の採皮部はウエストなどの, 比較的皮膚の厚いところとします.

また, 注意すべき合併症として, 感染があります. 軽度の炎症の場合は, 抗生剤と消炎剤で鎮めることが可能です. それでも炎症を繰り返したり, 腫れがひどい場合は, プロテーゼをいったん抜去してリセットしないと, 炎症は治まりません. したがって, その場合はプロテーゼを抜去して化膿性炎症が完全に治まるまで, 3ヵ月くらい待ってから再隆鼻術を考えます.

■**文 献**
1) 市田正成ほか：スキル美容外科手術アトラスⅢ 鼻, 文光堂, p.22-23, 2009

Supplement ··

外科系ナースとしての生きがいは, この仕事にあり

外来での診察医の介助だけで終わるのではなく, さらに一歩進んで手術の助手をするのみならず, 医師と患者さんの間に立って貴重な役割を果たせる立場にまで上達できると, ますますこの仕事に生きがいを見い出せるようになります.

手術の助手は技術の習得をする必要があります. それは若い外科医が助手につく時の感覚とは少し違います. 若い外科医はその後は術者になることが最終目的であるからです. **ナースの目指すものは, 術者の第3, 第4の手になることです**. または**それ以上の第2, 第3の手になることでもあります**. いずれにしても習熟を要するものなのです. 手術の工程をすべて把握していなければなりません. いずれ, このような技術者に, 麻酔科のナースのような資格制度ができることを, 私は期待しています.

新人の頃には何をするにしてもおどおどしていたナースが, **自信をもって, 初診の患者さんに応対**でき, **静注点滴輸液路の確保**どころか**手術の介助**もでき, **術後の処置**もでき, また, **術後の生活上のアドバイス**までできるようになると, まったく顔つきまで変わり, 自信に満ちた応対ができるようになります. また, 患者さんも, 医師よりもナースの方がいろいろと聞きやすいものですから, どんどんナースの方に接近する傾向が出てきます. 筆者は, それが理想と認識しています.

やはり, 自分は医師や患者さんに頼りにされているということが自覚できるようになると, 自分の仕事に対しての生きがいが感じられるようになるものです. 大病院のナースにはまたそれなりのプライドがありますから, 全身麻酔下での手術の器械出しも重要な仕事ですが, 局所麻酔下手術の**器械出しと助手の二役を同時にこなすことができるようになることも, 慣れてしまえば, なかなか充実感にあふれる仕事なのです**.

手術の助手につくことができるナースを目指したいという人は, 筆者のクリニックのようなところでバリバリ手際よく仕事をしているナースを見ることで, 目標としたくなるのだと思います.

本書はそういう向上心のあるナースのために書きたいという意欲が沸き出して, でき上がったものです.

16. 鼻尖縮小術（隆鼻術との複合例）　ランクB

最近はヒアルロン酸注射を希望する患者さんが多くなり，シリコンプロテーゼによる隆鼻術を希望する人は非常に少なくなりました．それだけ，本当にプロテーゼが必要なほど低い鼻の日本人が少なくなったということのあかしでもあります．ただし近年では，患者さんの注文が複雑になりました．つまり，単純に高くするという希望ではなく同時に鼻尖部の団子鼻状態を細くしたり，鼻孔の形状を修正したり，小鼻（鼻翼）の大きさを小さくしたりというように隆鼻術に併用する複合手術が増えていることも事実です．ナースは，患者さんの希望をじっくりと聞いて医師に伝えることも重要な役割です．なぜなら，患者さんは医師よりもナースの方に希望をより詳しく伝えやすいという傾向があるからです．

《症　例》

症例は26歳の女性，鼻尖部を細くして，鼻すじ全体をはっきりさせたいという希望で来院しました．

鼻尖部の引き寄せ，鼻根部を少し高くして鼻骨部は少し削りストレートなプロフィールラインに見えるようにする方針としました．

■ナースの作業■

① シリコンプロテーゼの消毒
② 術野の消毒
③ 局所麻酔の介助
④ 皮下剥離の介助，止血
⑤ 軟骨引き寄せの介助
⑥ プロテーゼ挿入の介助
⑦ 閉創の介助
⑧ ドレッシングの介助
⑨ 術後の清拭
⑩ 術後生活の説明と指導

手術の工程

1 外観の観察

正面，斜め，側面，下方と，多方向から状態を観察します（図1，2）．

2 プロテーゼを作製するための計測

あらかじめ，どの程度の高さの鼻を望んでいるかを聞き，シリコンの厚さ，長さなどを決めます．

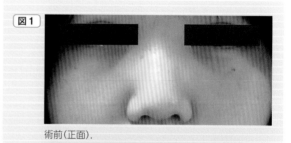

図1

術前（正面）．

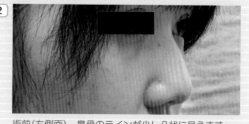

図2

術前（右側面）．鼻骨のラインが少し凸状に見えます．

3 シリコンプロテーゼの作製

目指す形状にシリコンを削る：前日までにメスとグラインダーでシリコンを細工します．プロテーゼの長さと厚さは外観を観察してあらかじめ決めておきます．
シリコンの消毒：完成したプロテーゼは前もってオートクレーブにて消毒します．

4 術野の消毒

シーツのかかる顔面と鼻腔の 1cm 内腔側までしっかりと消毒します．

5 局所麻酔

2％キシロカイン E®にて，鼻根部から鼻の周囲全体に麻酔をします．

6 皮膚切開と鼻尖部の展開

鼻孔縁の 1 mm 内側，鼻柱，鼻柱基部を横切して鼻翼が見えるまで展開します．そして，鼻尖部から皮下を剥離して，上方に進み，鼻骨部位から鼻根部まで剥離します（図 3 〜 6）．この症例では鼻骨の一部を削る方針であったので，皮下の剥離は鼻骨の骨膜を下端部のみ残して，鼻根部は骨膜下まで行います．

7 鼻骨骨膜と鼻骨の削除

骨を削るやすりで，予定の鼻骨部分を削ります．最も削りたい**鼻骨部位は骨膜も削ります**．削りすぎには注意です（図 7 〜 9）．

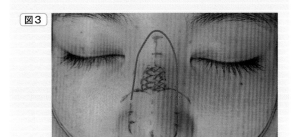
鼻骨のマーキング．赤線は剥離範囲．

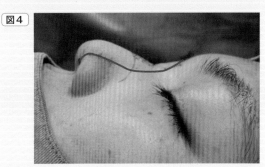
マーキングと剥離範囲．

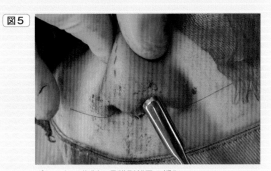
ポケットの作製．骨膜剥離子の挿入．

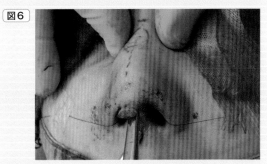
ポケットの作製．骨膜剥離子にて鼻骨の骨膜下を剥離．

図7
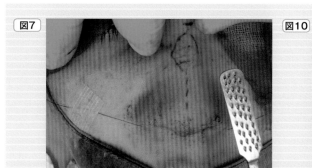
骨ヤスリにて鼻骨を削る準備.

図10
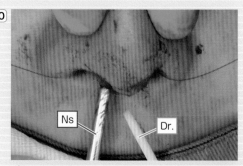
ポケットの洗浄.

図8
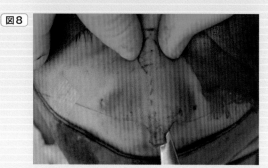
骨ヤスリにて鼻骨を削ります.

図11
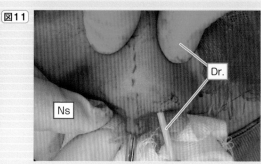
ポケットにアドナ（止血剤）加生理食塩水を注入しながら洗浄します.

図9
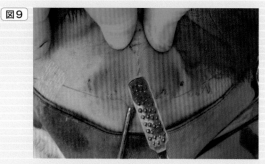
骨ヤスリに鼻骨骨膜が付着しています.

図12
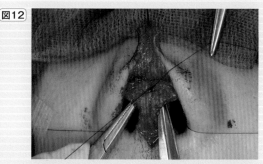
両側鼻翼軟骨の引き寄せ. 鼻尖部から引き寄せを開始.

図13
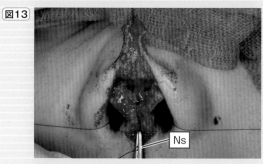
鼻翼軟骨の引き寄せ2針目.

8 止血のための洗浄

　以上の操作が済めば，止血剤（アドナ液®）入りの生理食塩水で洗浄します（図10，11）.

9 鼻翼軟骨の引き寄せ

　これからが重要な操作です. 丸針つきの4-0ナイロン糸にて左右の軟骨を中央に寄せ

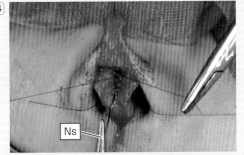

図14

鼻翼軟骨の引き寄せ3針目.

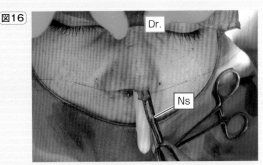

図16

シリコンプロテーゼの挿入.

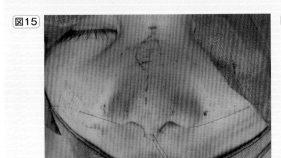

図15

鼻尖部の状態を確認.

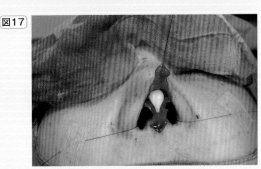

図17

鼻柱基部のV字状欠損部で皮下縫合. 鼻幅の縮少効果があります.

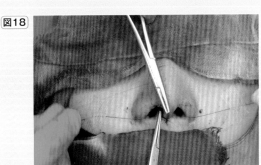

図18

閉創操作の開始.

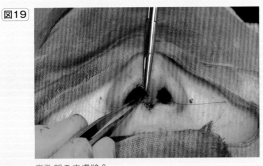

図19

鼻孔部の皮膚縫合.

ます（3針くらい）（図12〜14）. この操作で鼻先が細くなり（図15），団子鼻の矯正に繋がります. そして，仕上げにシリコンプロテーゼを挿入します.

10 シリコンプロテーゼの挿入

シリコンは短すぎるのを予防するために，少し（3 mm程度）長めに作っていますから，まずは試験的に挿入をして，長さを確かめます. 時には少々短縮し，再度本格的に挿入をします（図16）.

11 閉創

鼻尖部に異常なシリコンの飛び出し状態がないかを確認します. それが大丈夫であれば，閉創操作に移ります. まずは鼻柱基部の皮下縫合を5-0ナイロン糸にて1針施します（図17，

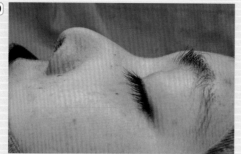

図20 創の縫合閉鎖終了.

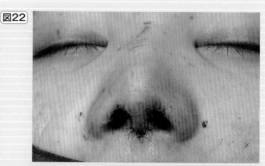

図22 縫合終了時(下方視).

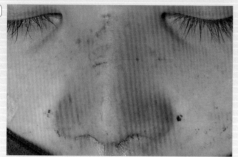

図21 縫合終了時(正面).

18). この皮下縫合で鼻幅の縮小と鼻柱部皮膚の鼻尖部への異動で,自然な鼻尖の隆鼻が可能となります. そして,そのあとは皮膚縫合に移ります. 鼻根基部は7-0ナイロン糸,その他の縫合は6-0ナイロン糸で行います(図19〜22).

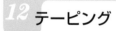

術後1週間(正面).

12 テーピング

テーピングはまず,3Мのステリストリップ™テープで鼻をカバーしたのち肌色のテープ(マーキュロ絆など)でカバーします. このテーピングは3,4層に重ね張りをしますが,それは皮下の出血や腫脹を予防するためです.

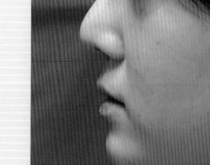

術後1週間(側面).

13 術後のケア

術後は感染に注意をすること,触りすぎて鼻の皮膚にダメージを与えないことが重要です.

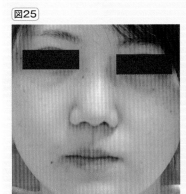
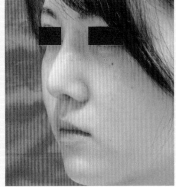
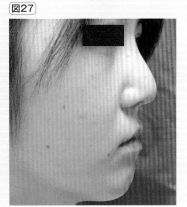

図25 術後1ヵ月（正面）.

図26 術後1ヵ月（左斜面）.

図27 術後1ヵ月（右側面）.

縫合部は鼻汁の通り道ですから，鼻をかむ必要のある人は要注意です．必ず抗生物質入りの軟膏を常に塗ることが術後7日間は必要です．1週間後に抜糸です（図23，24）.

「もし感染したらシリコンは取り出してしまうことになりますよ」と言っておくことが大切です．事実，感染したら，異物はいったん取り出さないと炎症が治まりません．取り出して3ヵ月以上はおかないと再手術でシリコンを再挿入することはできません.

術後1ヵ月目にはかなり腫れも落ち着いてきました（図25〜27）.

17. 鼻翼縮小術

鼻翼縮小術は鼻翼の大きさを小さく，そして鼻の幅を狭くする手術です．美容的には鼻はあまり目立ってはいけないのです．鼻は小さすぎても，大きすぎてもよくなくて，バランスよく整っているのがベストなのです．人相学的には金満家の人相なのですが，それを言っても手術をあきらめる人はまずいません．

《症　例》

症例は 55 歳女性，小鼻を小さくしたいという希望です．鼻は目立たないのがよいという美容外科の観点から手術を実施することにしました．

■ ナースの作業 ■

① 術野の消毒
② 局所麻酔の介助
③ 皮切の介助
④ 皮下縫合の介助
⑤ 皮膚縫合の介助
⑥ ドレッシングの介助
⑦ 術野の清拭
⑧ 術後生活の指導

手術の工程

1 手術の準備

術前の写真撮影（図1，2），鼻幅の計測，切除幅の決定などを計画します．

2 皮切のデザイン

鼻翼を最大幅 4 mm 切除することにしました（図3，4）．

3 麻酔

2％キシロカインE®を用います．いくら多く麻酔をしても 10 mL も使いませんから，極量のことは気にしなくてもよく，より長く鎮痛効果が得られる2％にします．

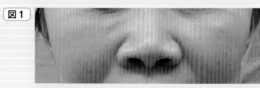

図1 術前（正面）．

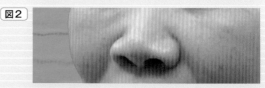

図2 術前（左斜面）．

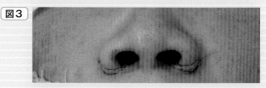

図3 切除デザイン．正面下方．

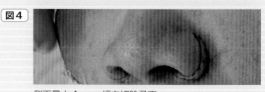

図4 側面最大 4 mm 幅を切除予定．

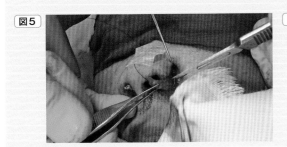

予定の皮膚切除.

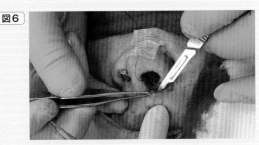

上口唇部の皮下剥離.

4 皮切，鼻翼の部分切除

皮切の予定線に沿ってメスを入れます．皮膚は厚いのですが切除するのは皮膚だけにして，皮下の軟部組織は残します（図5）．皮下組織にメスが進むと，出血が多くなり無駄な止血時間を費やすことになります．

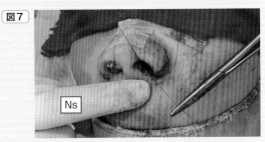

鼻翼基部の縫縮.

5 皮下剥離

上口唇側のみにメスを入れます（図6）．

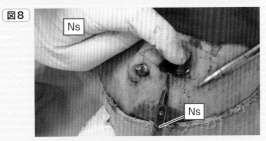

皮下縫合.

6 鼻翼基部の縫縮

これは鼻幅を狭くするための操作です．4-0 ナイロン糸で2針は必要です．これで鼻翼の基部が狭くなり，鼻翼を縫い縮める準備ができます（図7）．

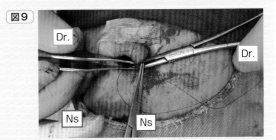

皮下縫合．鼻翼内側の余剰皮膚の切除.

7 鼻翼の縫縮

基部に合わせて鼻翼の中縫いを，5-0 ナイロン糸にて行います（図8）．鼻翼の内側の余剰皮膚を切り取ります（図9）．これで鼻翼がしっかり引き締まることになります．

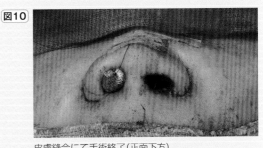

皮膚縫合にて手術終了（正面下方）.

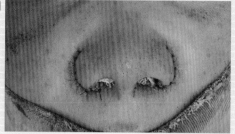

図11

手術終了（正面）．ただしよく見ると左の鼻孔が少し大きく見えます．

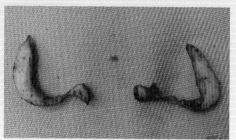

図12

切除した皮膚．

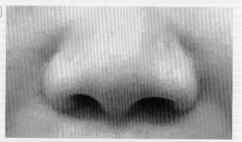

図13

左右差が残り，目立ってきた状態（左が横に広い）．

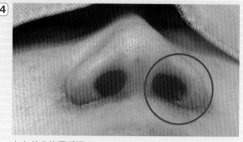

図14

左右差の修正手術．

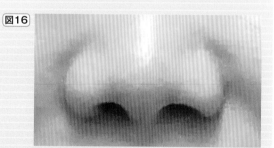

図15

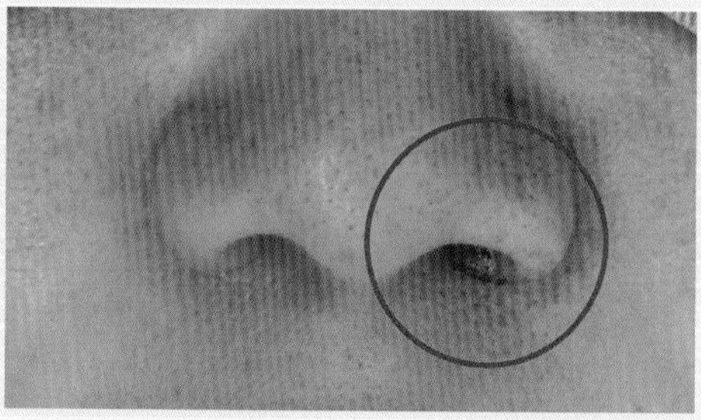

左の鼻腔内側を切除縫縮．

図16

術後2ヵ月．左鼻腔を縮小し左右のバランスがよくなり，ようやく完成です．

8 皮膚縫合

鼻翼の内側は 5-0 ナイロン糸，表側は 6-0 ナイロン糸で縫合します（図10〜12）．

9 ドレッシング*

鼻を狭くする手術ですから，少しでも鼻幅が狭くなるようにテーピングします．

10 術後処置

血腫の心配はいらないので，術後は軟膏処置だけで十分です．術後1週間目に抜糸です．

📖 Foot Note
....
＊ドレッシング：p. vi ［用語一覧］参照．

11 思わしくない結果が見えた時

　この症例では，術者の油断で，左右差が残ってしまいました（図13）．術後1ヵ月ほどで修正手術を行いました（図14，15）．思わしくない結果が見えたら，素直にそれを認めて謝って，修正手術を早くするのが賢明です．この症例では修正して，めでたく一件落着です（図16）．

Supplement ··

手術室での電話は，患者さんも含め，周囲の多くの人に聞かれていることを意識するべき

　もちろん外来でも同じことが言えるのですが，患者さんが手術室や診察室にいる場合，患者さんにもスタッフの会話が聞こえていることを自覚して，スタッフ同士の会話をするべきです．そして，患者さんには特に，余計な動揺をさせないことが大切です．時々，手術室に慣れないナースやスタッフが電話に出て応対する時，例えば，緊急事態が起きた時の電話の場合，相手の状況に合わせて，非常に感情を交えて話す人がいます．その会話は手術室にいる周囲のスタッフにも聞こえますから，感情的な電話応対の仕方によっては，聞いた人に無用な動揺をさせることになるのです．手術をしている人や，されている患者さんに配慮するとすれば，手術室の状況に合わせて，冷静に話をするべきなのです．こういう場面では事務的な会話を意識して演じるべきなのです．

　また，スタッフ同士の『ため口』を交えた会話は，そのクリニックの品位を低下させることになり，患者さんに失望感を与えてしまいます．患者さんによっては，そのクリニックに見切りをつける大きな要因になります．筆者のクリニックでは，患者さんに聞こえる状況でのスタッフ同士の会話は「です・ます調で話す」ことを義務としています．それがクリニックの品格に通じると思います．

　ほとんどは一度その場で注意されると直りますが，要するに仕事中は全員が「舞台の上に立っている俳優のつもりでセリフを言うべき」なのです．つまり，周囲の多くの人に聞かれていることを意識していただきたいのです．

18. フェイスリフト

フェイスリフト手術は，加齢によってブルドッグ型に下垂変形してきた顔面の輪郭，深くなってきたほうれい線と，マリオネットライン，下顎(おとがい)に溜まった脂肪の修正を希望する人に適応がある手術です．

最近はミニリフトや糸だけで引き上げるリフト手術がかなり人気があるようですが，糸で引き上げるだけの手術では，効果が1年くらいで長く持続しないので，筆者のポリシーからすると，1年で元に戻るような手術は寂しすぎます．

美容外科医であれば，本格的に引き上げるフェイスリフト手術の技術を習得するべきというのが筆者の考えですが，もうそんな考えは古いといわれるかもしれません．しかし，本格的なフェイスリフト手術を行って，しっかりと輪郭を整えれば，少なくとも5年から10年くらい効果が持続するものです．ここでは筆者が行っているフェイスリフト手術について説明します．

この手術もつまるところ，2時間半余りの手術時間の90％は縫合操作です．したがって，助手による縫合糸の糸切りはなかなかに重要な仕事になります．

全体として150～200針もの縫合操作をするこの手術では，1針に5秒もたつくだけで，術者のペースも遅くなるので，結果として相当な時間のロスが生じるのです．糸切りの操作がスムーズに行われますと，術者も波に乗れて，リズミカルに手術操作が進むものです．それほど助手の介助が重要であることを，術者は自覚しています．また，ナースにとってもフェイスリフトの助手ができるようになることは，大きな自信につながるものです．術者の仕事がスムーズに進むようになることで，チーム医療を目指すナースにとっても，仕事がさらに楽しくなり，満足感が得られるようになるものです．

《症例》

症例は60歳女性．彼女は，頬のたるみが気になってきたこと，ほうれい線，下眼瞼の下部の陥凹を改善したいという希望でした．

■ナースの作業■

① 毛髪部位の消毒と固定
② 輸液路(点滴)の確保
③ 術野の消毒の介助
④ 鎮静剤の注入
⑤ 局所麻酔の介助
⑥ 皮切の介助
⑦ 脂肪吸引の介助
⑧ 皮下剥離の介助
⑨ 耳垂，皮弁の牽引用の糸掛け
⑩ 止血の介助
⑪ SMAS皮弁の介助
⑫ SMASの縫縮引き上げ介助
⑬ 皮片の切除の介助
⑭ 皮下縫合の介助
⑮ 皮膚縫合の介助
⑯ リバースの注入
⑰ ドレッシングの介助
⑱ 圧迫スポンジ固定
⑲ 術後の清拭
⑳ 術後生活の指導

▶ 手術の工程

1 術前のカウンセリングと記録写真

　まずは患者さんが最も気にしていて，改善したい部位を聞き出します．担当医はそれを参考にして，皮切の範囲，脂肪吸引の部位や引き上げる部位，方法を考えて，手術方法，皮膚切開のラインを決めます．あまり好奇な目で患者さんを見ないようにしながらも，納得のいく手術方法かどうかを確認します．術前の記録写真は正面（図1），側面斜め（図2）など，できるだけ多くのアングルで撮影しておくことが重要です．それが術後の効果判定に非常に役立つことがあるのです．

2 皮切のデザイン

　患者さんの顔の状態を観察することと，患者さんの気にされている改善部位を考慮して，皮切の範囲，脂肪吸引，脂肪注入の部位などを決めてマーキングしていきます（図3〜5）．こめかみの皮切の部位から耳前部，耳垂から耳後部まで皮切をして，頬を中心として顔面の皮膚全体を引き上げることにしました．引き上げる方向や，どれくらいの幅を引き上げられるかを術者は観察して，頭に入れておきます．

3 髪の固定と消毒

　皮切の入る髪の部分カットの後，髪の固定と消毒をします（最初は術者が行いますが，いずれこの作業はナースの重要な仕事になります．また髪をさわる作業はナースの方が手際がよいので患者さんも安心されます）．

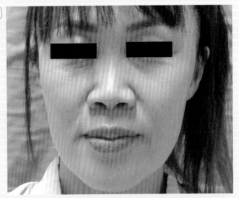

図1

術前（正面）．

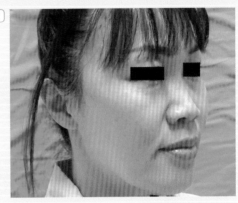

図2

術前（右斜面）．

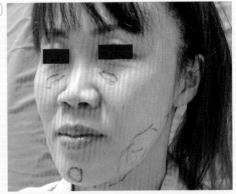

図3

術前（左斜面）．下眼瞼下部の凹みのマーキング．

4 輸液路の確保

輸液路の確保（点滴）をします（これも主にナースの仕事です）．

5 鎮痛剤，鎮静剤の点滴内投与

局所麻酔の注射をする際，長期間手術の間，できるだけ苦痛を軽減するために，鎮痛剤と鎮静剤の混合液を静注します．その量は，患者さんのアルコールの強さを参考にして加減します．例えば，お酒に弱い患者さんにはソセゴン®という鎮痛剤を 1 A（15 mg）準備するとしたら，アルコールにとても強い患者さんには 4 A（60 mg）を準備するというような使い分けをします．

筆者は鎮静剤としてドルミカム®を 5 mg 準備します．そして，ソセゴン®との混合液を20 mL の輸液に希釈して，そのうちの 3 mL をテスト注入します．その鎮静剤の効果の状況判断は，血圧とパルスオキシメーター（酸素飽和度；SpO_2）で行い，SpO_2 が少し低下する，つまり少し朦朧状態になるのを待ちます．それは，呼びかけに対する反応の程度で判断できます．そういうところは，術者とナースが，チームとして患者さんの状態を判断するのです．

SpO_2 が 90 近くまで下がってしまったとみると，先に気がついたナースが，**遠慮なく「大きく深呼吸をしてください！」**と患者さんに声をかけます．そうすると，1，2回深呼吸するだけで，SpO_2 は 96〜97 まですぐに回復します．それで回復する場合は患者さんの状態は心配することはないのです．こういうことは現場で一度体験するとすぐに理解できますから，どうしたらよいのかわからず，とまどってしまうこともなくなるのです．一方，どうすることもできず，何もしないでいると，患者さんの状態は酸素欠乏でどんどん悪くなってしまうのです．**「深呼吸」**という一声だけでピンチを脱出

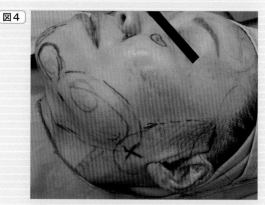
皮切，脂肪吸引部位のマーキング．

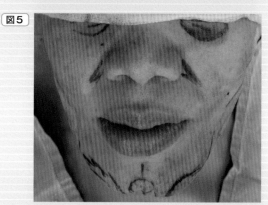
脂肪吸引，脂肪注入部位のマーキング．

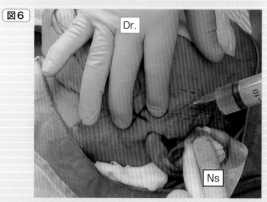
局所麻酔．

できるのです！それがひとつの**「現場での機転」**で，ナースの重要な役割なのです．

6 局所麻酔

　鎮痛剤，鎮静剤が効いてきたら，局所麻酔を開始します（図6）が，注射する時の痛みの反応が明らかに鈍くなります．局所麻酔中の痛みも，術後はほとんど覚えていません．局所麻酔の量は経験上あらかじめ決めています．例えば，1%キシロカインE®30 mL，0.25%マーカイン®30 mLの混合液が基本です．片側だけを麻酔して，手術を進めるやり方もありますが，1時間程度で片側を済ませることができる場合は，両側を麻酔してしまいます．血管収縮剤（エピネフリン）がしっかり効いてくるまで，約7分待って手術開始です．

7 脂肪吸引

　まずは脂肪吸引の操作から始めます．耳前部の皮切をして，カニューレ*を挿入する部位を2ヵ所選び，キルナー剪刀でカニューレを挿入するトンネルを作ります（図7）．そこから2 mm径のチューリップカニューレ®を用いて，20 mLのシリンジで吸引をします（図8，9）．もちろん，術前の状態から，吸引する程度を予測します．このケースでは，頬部に加えて，おとがい部分の両側，男性的に角張ったところを吸引して，女性的な優しい輪郭を形成するようにすることも考えました（図10）．

8 フェイスリフト操作の開始

　脂肪吸引の操作が終了したら，本格的なフェ

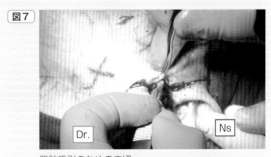
脂肪吸引のための皮切．

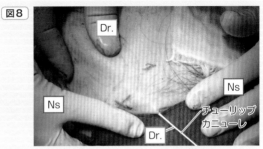
脂肪吸引の開始．

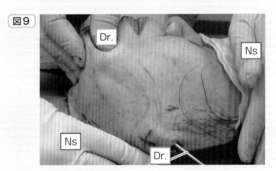
下顎部の脂肪吸引．

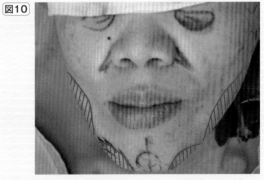
左側の脂肪吸引を終えたところ．下顎部のおとがいの両側の脂肪吸引は非常に重要です．

 Foot Note

＊カニューレ：脂肪吸引に用いる金属製の管．チューリップカニューレ®は製品名．

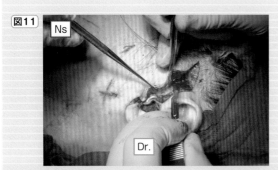

図11　皮切の開始.

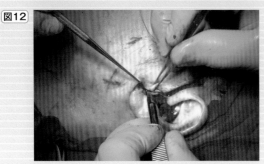

図12　皮下剥離の開始.

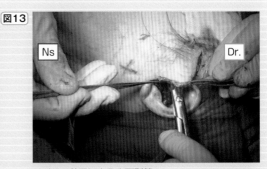

図13　メイヨー剪刀による皮下剥離.

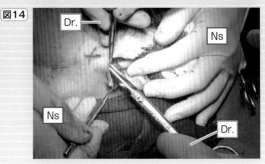

図14　下顎部の剥離.

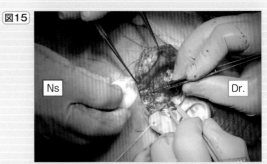

図15　耳垂下部の剥離.

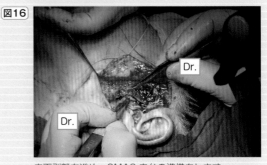

図16　皮下剥離を進め，SMAS皮弁の準備をします.

イスリフト操作を開始します(図11).

皮切部位から1〜2cmを剥離したのち，メイヨー剪刀*にて，皮下を剥離します(図12〜14).

剥離の範囲はもみ上げの前縁のレベルを目安にします. そして，剥離の後はまず皮下にガーゼを詰め込む(図14)のが，早く止血するコツです. 数分後にガーゼを外して，出血している部位をバイポーラ凝固止血器*にて止血します.

9 SMAS皮弁の作製とリフト

剥離した層のベースにはSMAS(superficial musculo-aponeurotic system：浅い筋膜層)が見えていますので，この筋膜を耳前で約8mmの幅で剥離して，耳垂の下縁部位を基

Foot Note

＊メイヨー剪刀：皮膚などの比較的固い組織を切離する時に使用する尖端が丸く弯曲した手術用のはさみ.
＊バイポーラ凝固止血器：p. vi〔用語一覧〕参照.

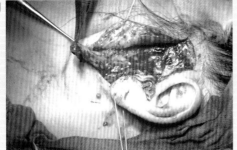

SMAS 皮弁の作製.

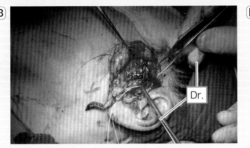

SMAS の縫縮をしながら SMAS の吊り上げ.

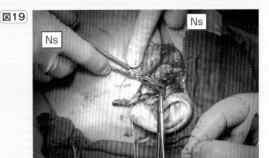

SMAS 皮弁は下方に残し，できた SMAS のすき間を埋めるべく後上方に吊り上げ縫縮.

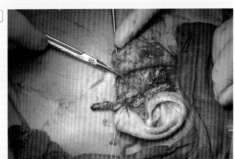

SMAS を後上方に吊り上げ縫合.

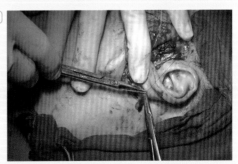

縫縮はさらに顔の前方部へと進みます.

部にした SMAS 皮弁を作ります（図 15 〜
17）．その皮弁を作っておいてから，SMAS
の引き上げのための縫縮を 4-0 ナイロン糸と
3-0 テトロン糸にて行います．SMAS 皮弁を
起こしてできたすき間を埋める操作がまず最初
に行うリフトアップ操作ですが，頰部の
SMAS を後上方に引き上げるように 4 〜 5 針
縫縮します（図 18，19）．さらに前方部位はよ
り上方向に引き上げるように SMAS を 4 〜 5
針縫縮します（図 20）．

この操作が最もリフトアップ効果を得るのに
重要な操作で，SMAS 筋膜を後上方に締めあ
げると表現するのが適当かと思います．そし
て，残されたひも状の皮弁を耳垂の後ろに回し
て，4-0 ナイロン糸にて耳垂を引き上げるよ
うに耳垂の後部で固定します（図 21，22）．

この操作により，リフトアップ術後に耳垂が
後戻りして変形する（下方に引き下げられる）の
を予防できます．さらに，耳垂周囲を後上方に
縫縮します（図 23）．それによってリフトアッ
プ効果がさらに増すのです.

（図22の下のキャプション）
SMAS 皮弁を耳垂後上方に引き上げ固定します.

図23

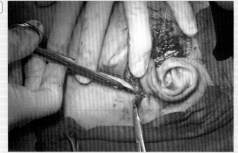

この操作が術後の耳垂のたれさがりを予防します．

図25

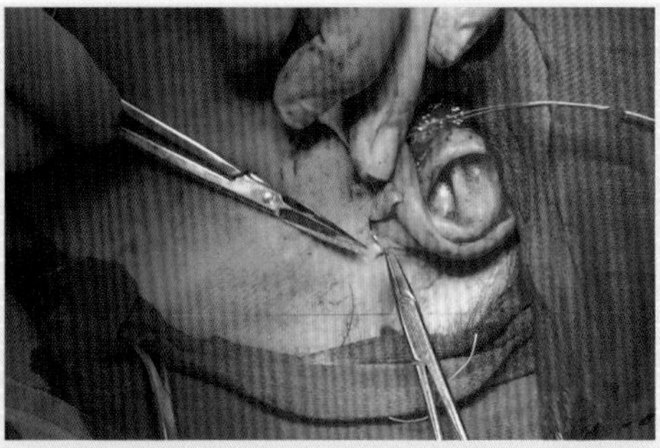

ポイントごとに余剰皮膚の切除を行います．

図24

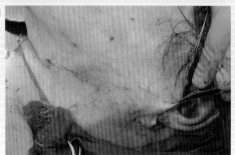

耳垂後部から耳垂前面に向って剥離皮弁を切除します．

図26

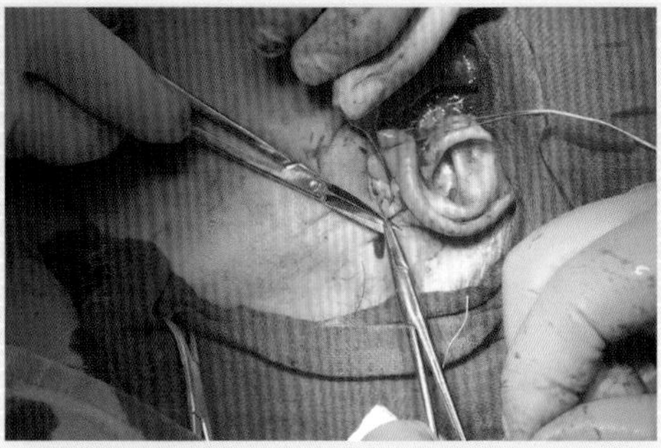

耳垂部の余剰皮膚の切除を行います．

10 皮膚のリフトアップ

次は皮膚のリフトアップですが，同時に切り取ることができる皮膚の切除を行います．耳後から始めて（図24），まずは下頸部からおとがい部位の引き上げです（図25，26）．次いで耳垂周囲の皮膚にはりをもたせて，トラガス（耳珠）の下端と上端を最も重要なポイントとします（図27，28）．次いで耳前部の引き上げに移ります．仮縫合で切り取る皮膚がすべて切除できました（図29，30）．すべての操作の糸切りはナースが行います．

図27

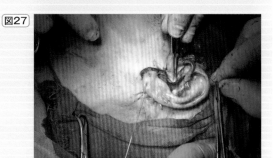

耳前部の余剰皮膚の切除．

図28

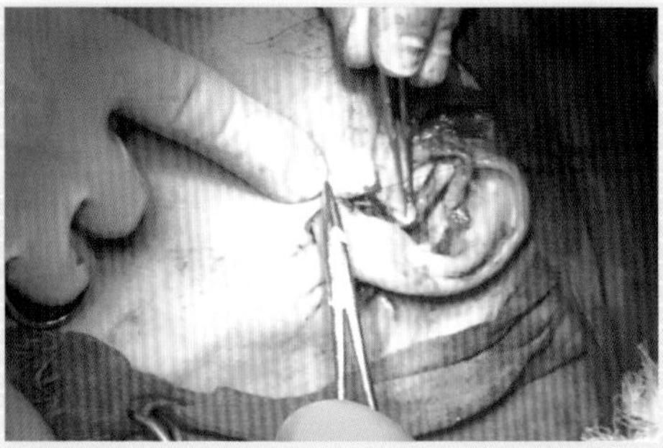

耳珠部位の皮膚切除．

11 皮下および皮膚縫合

その後は 5-0 ナイロン糸にて皮下縫合を行い（図31），そして最後は，6-0 ナイロン糸にて皮膚縫合をします（図32）．最後にドレーン＊を挿入して血腫の予防をします．これで，片方のリフトアップ手術の終了です（図33）．

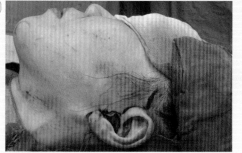

図29 おとがい，頸部がスッキリした状態.

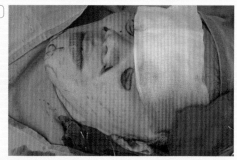

図31 皮下縫合終了.

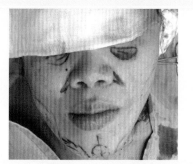

図30 顔面の左片方の余剰皮膚切除が完了した状態.

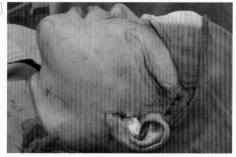

図32 皮膚縫合終了.

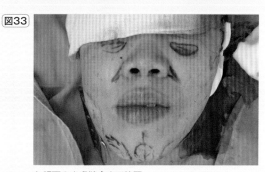

図33 左顔面の皮膚縫合まで終了.

次いでまた1時間余りをかけて反対側のリフトアップ手術です（図34）．その前に鎮静剤を少し追加しますと，患者さんの苦痛はより軽くなります．

反対側のフェイスリフト手術が終了したら，最後は吸引した脂肪の注入操作です（図35）．吸引した脂肪を洗浄処理して，注入できるところまで準備するのはナースです．この症例では，下眼瞼下部と鼻唇溝に脂肪注入をしました．本格的なものではありませんが，吸引脂肪の再利用という点で有効な操作だと確信しています．

12 拮抗薬剤の投与

手術の終了直前には「リバース」と呼んでいる鎮静剤の拮抗薬剤を投与します．そうすると患者さんの覚醒が早くなります．

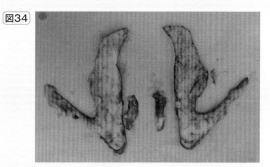

図34 右顔面も同様の操作を行いました．写真は切除された皮膚.

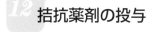

Foot Note

＊ドレーン：p. vi［用語解説］参照.

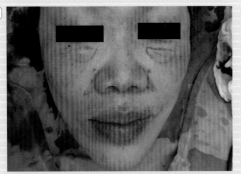

図35

手術終了.

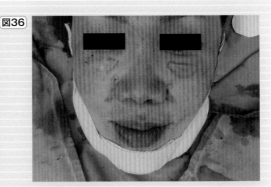

図36

テーピング終了.

13 術後写真とドレッシング*

　手術の終了時の写真（図35）を撮った後ドレッシングです．ソフラチュール®ガーゼ*，ウェットガーゼ*，ドライガーゼ*の順に覆い，伸縮テープで固定します．さらに，頬部の脂肪を吸引した部位に圧迫スポンジを覆いテープ固定します（図36）．その後は鎮静剤がある程度切れるまで点滴静注をして回復を待ちます．

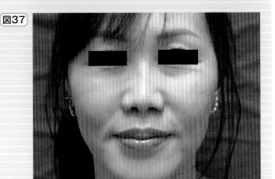

図37

術後4ヵ月（正面）．下顎おとがい部を含め輪郭が完全に整った状態に落ちついています．

14 術後のケア

　手術翌日は，ガーゼ交換で血腫の有無を確認した後，ドレーンを抜去してその周辺に溜まっている血液の排除をし，少し圧迫ガーゼを乗せてテーピングします．

　その後は，術後1週間目の消毒，2週間目の抜糸へと続きます．抜糸が終了した時点では腫れは半分くらいしか引いていませんが，手術の出来映えはだいたい見えています．

　術後4ヵ月くらいで，輪郭は完全に整いました（図37，38）．

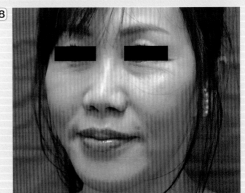

図38

術後4ヵ月（左斜面）．

📖 Foot Note
- -
　＊ドレッシング／ソフラチュール®ガーゼ／ウェットガーゼ／ドライガーゼ：p. vi〔用語解説〕参照.

筆者の勤務していた朝日大学病院で，
当時の村上院長の手術を見学して得たもの

　その院長は朝日大学病院(旧村上記念病院)の創始者の故村上治朗先生でした．彼は外科医で，小児の鼠径ヘルニア手術の手術件数では当時全国でも第3位であったくらいの権威者でした．村上院長の手術を拝見したことは何度もありますが，初めて見学させてもらった時は，感激で目からうろこが落ちました．助手には手慣れたいつものナースがつき，村上先生は「始めます．はい」といっただけで「メス！」なんてことは言いません．黙って手を出すだけで，助手から器具が渡され皮膚切開が始まりました．

　そして次から次へとナースが手順に沿った器具を渡しますが，すべて無言での受け渡しです．手術の工程はほとんど決まっていますから，余分な出血がない限り，どんどん進んでいきました．術者も助手もほとんど無言で，手術はまったくスムーズで，30分くらいであっという間に終了でした．筆者は「これが究極の無言手術だ！」と思いました．

　その時筆者が感じたことは，介助するSさんというナースが術者にひけをとらないほど光り輝いて見えたことです．それは言葉を換えると，助手を務めたナースが，単なる助手ではなく，**術者の第3，第4の手になってしまっている**という光景を目の当たりにした感激でもありました．ナースでも手術の前立ち助手ができるということを確認できたことも整形外科医をしてきた筆者にはショックでした．

　その後の筆者の経験でも，医師が助手を務める場合は，どうしても「自分だったらこうする」という思いが強く，医師としての「我」が出てしまうので，助手になりきることが難しい傾向にあります．ナースはその点，助手に徹することができるのです．

　そして，「自分の手術もこんな風にリズミカルにスムーズにできることを理想としたい」と決心したのです．そして形成外科の手術でも私が声を出さないようにしても手術の介助ができるナースが育つことを期待しました．ありがたいことに，形成外科専属のナースのEさんは私の期待以上にできる人になりました．今もその指導方針には何ら変わりはなく，黙っていても器具が出てくることや，次のステップを熟知しているナースが術者のまるで第3，第4の手になったかのように動けることが，理想の手術であることを指導しています．

　また，筆者のクリニックの手術は，助手を早く育てるために，最初に一度だけ先輩ナースがついてアドバイスをしますが，二度目からは1人で助手につかせます．最初は必要に応じて術者である筆者がひとつひとつ言葉で指導または指揮しますが，術中に筆者が声に出すと，局所麻酔で手術を受けている患者さんには「できの悪い助手にあれこれ指図しているんだ」という印象を与えるので，あまり喋りたくないのです．ですから，筆者の発言は，ほとんど器具の名前だけです．しかも，「メス！」などという物騒な器具名は言わずに「15番」(これはメスの種類のこと)というだけです．それですべて通用するのです．手術をする筆者が2文字か3文字の言葉しか発しませんので，患者さんには何の意味かわかりません．そんなわけで，助手は術中も考えて行動する習慣が身につきますから，成長が早いのです．このように，筆者の手術は静かに行われるのは，村上治朗先生の手術を見学させて頂いた時の感激が原点にあるのです．

19. 脂肪吸引術 上腕

ランクB

　脂肪吸引術のなかで，上腕いわゆる二の腕の脂肪吸引を希望する人の頻度は高いのです．しかも，この脂肪吸引のありがたいところは，術後の腫れの引くのが他の部位よりも早いことです．前腕の脂肪吸引を希望する人はまずありませんから，上肢の場合は上腕に限られていると考えても不自然ではありません．つまり，上腕の太さと前腕の細さとのバランスが取れるようにしたいという患者さんがほとんどです．

《症例》

　症例は22歳女性，体型的にはあまり肥満にはみえないにもかかわらず，上腕のみが太く見えることが気になるということで来院しました．体型的にも上腕だけが脂肪太りしている感じで，脂肪吸引のよい適応と考えられたので手術を勧めることにしました(図1)．

> ### ■ナースの作業■
> ①術野の消毒
> ②輸液路の確保
> ③局所麻酔の介助
> ④脂肪吸引器のセット
> ⑤鎮静剤の注入と全身状態の監視
> ⑥脂肪吸引の介助
> ⑦閉創の介助
> ⑧ドレッシングとテーピング
> ⑨リバースの注入
> ⑩術後の清拭
> ⑪術後ケアの説明

手術の工程

1 手術の説明

　脂肪吸引したい部位の観察をして，安全に吸引ができる範囲を説明しておく必要があります．つまり，上腕の後外側が中心になるということです．上腕の内側には大切な太い動脈，静脈，リンパ管，神経がまとまって走っていますから，そこは触れてはいけません(だいたい人間の体はよくしたもので，重要なものほど，外敵から守るために内側にかくれて存在しています)．その説明をすると，安全に吸引できる範囲は，簡単にわかってきます．またそれだけで十分に目的を果たせることも理解してもらえます．局所麻酔と鎮静剤だけで，安全でしかも，あまり苦痛もなくできることを説明します．

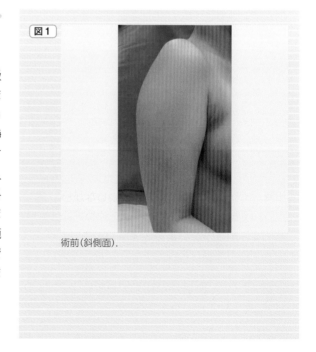

図1

術前(斜側面)．

2 吸引部位のマーキング

消毒をする前にマジックインキなどで吸引部位を描いておきます.

外観的に最もふくらんで見える部位を中心に描き,周辺はやや波状に描きます(図2).

また,上腕から肩甲骨に一部脂肪吸引領域を広げると,患者さんには非常に喜ばれます.必ずそこも,気にしている部位だからです.

また肘関節外側の**肘頭部付近**で皮下脂肪が厚く存在する下端まで吸引をするつもりでマークします(脂肪吸引を始めた頃,この部位を残した結果,患者さんに「ここに脂肪の塊が残っています」と指摘され,後日そこだけ吸引し直した経験があり,ここは患者さんの大事なチェックポイントであることがわかっているからです).

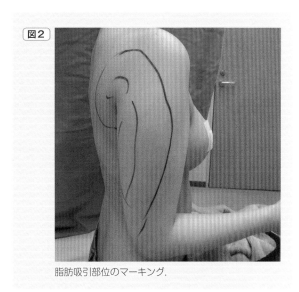

図2

脂肪吸引部位のマーキング.

5 mL を注入して,意識が朦朧となるか,またはパルスオキシメーターの SpO$_2$ の値が1%下がるのを見て,局所麻酔の開始です.

3 輸液路の確保

局所麻酔の前に,鎮静剤,鎮痛剤を静脈注射するために点滴を確保しますが,これを通常はナースが行います.

4 鎮静剤の投与

筆者のクリニックでは,普通ドルミカム®(鎮静剤)2分の1アンプルと,ソセゴン®(鎮痛剤)を混合液にして用いますが,ソセゴン®は患者さんの体質,アルコールに強いかどうかで量を加減します.そこはナースと相談しながら,2Aにするか,3Aにするかなどを決めます.ナースは問診の時にお酒に強いか弱いかをよく聞いていますから,使用量の決定に加わってもらうのです.

その混合液をシリンジに入れ輸液 20 mL で薄めたものを準備します.最初は 3 mL をテスト注入します.その効き具合を見て次に3〜

5 局所麻酔

常に麻酔は「極量」ということを念頭に入れて使用量を決めます.1%キシロカインE®の場合は極量が 50 mL です.0.25%マーカイン®で 50 mL です.それを生食水で希釈して 400 mL にして準備します.それに PH 調整のために 10%量のメイロン®を加えます.また筆者は麻酔にステロイドも少し加えます.麻酔液は極量の2倍まで準備していますが,**半分は脂肪吸引で回収できる**と計算しています.上腕は 200 mL も麻酔があれば大丈夫です.この症例でも,実際は片側 180 mL で麻酔ができました(図3,4).

6 脂肪吸引(図5)

あらかじめ,吸引する部位の脂肪の厚さを手で触診して確認しておきます(図6).脂肪を吸引するカニューレ*の刺入部位(図7)は片側2

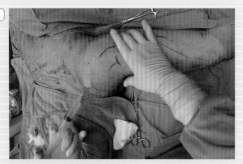

局所麻酔は中枢側から行います.

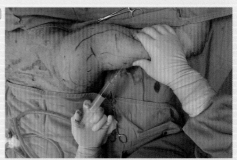

局所麻酔，中枢部から肘部まで行います.

図5 脂肪吸引の模式図

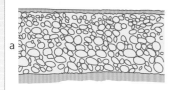
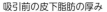

a

吸引前の皮下脂肪の厚み

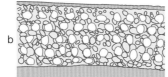

b

脂肪吸引をすることで蜂の巣状に脂肪が減る

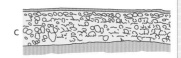

c

皮下脂肪層が薄くなった状態

ヵ所で行います．3 mmのカニューレ*を用いて吸引を開始します．吸引する際の注意点は，カニューレが常に利き手の反対の手の内で吸引することです（図8〜11）．それが安全に脂肪吸引するために最も重要なことで，腹部の脂肪吸引などでは特に忘れてはいけない安全策です．脂肪吸引量の目標は，注射した麻酔液の量と同量まで吸引することを目安にしています．

この症例でも吸引量は200 mL（吸引容器に溜まった容量）でした．吸引したものをよく見ると，約半分は脂肪ですが，下に赤く見えるのは血液と麻酔液の混じったものです（図12）．つまり注射した麻酔液の半分は回収できているのです．脂肪の吸引し残しがないかをチェックして（図13，14），写真（外観，つまんだ状態など）を撮っておきます．

図6

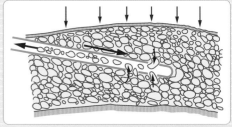

局所麻酔の後，ならしもみと同時に脂肪層の厚さを確認します.

図7 カニューレの刺入部位

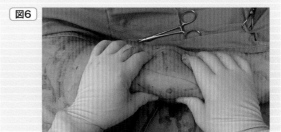

効率よく脂肪吸引を進めるためには吸引管の陰圧のみに頼るのではなく，外からの圧迫力（陽圧）が必要です.

 Foot Note
・・・

＊カニューレ：p. vi［用語一覧］参照.

図8
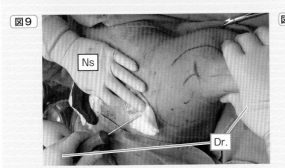
中枢側から脂肪吸引の開始.

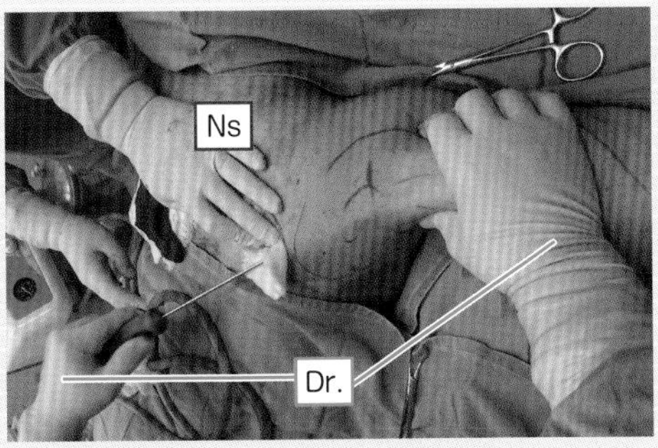

図9

肩甲部周辺からの脂肪吸引.

図10
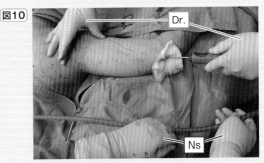
肘部からの脂肪吸引.

図11

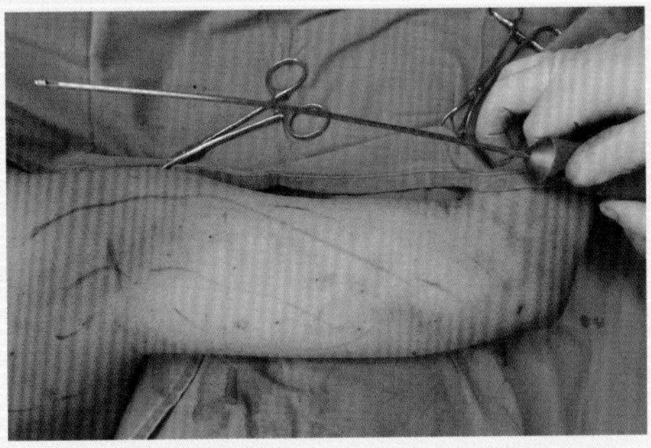

脂肪吸引の終了.

図12

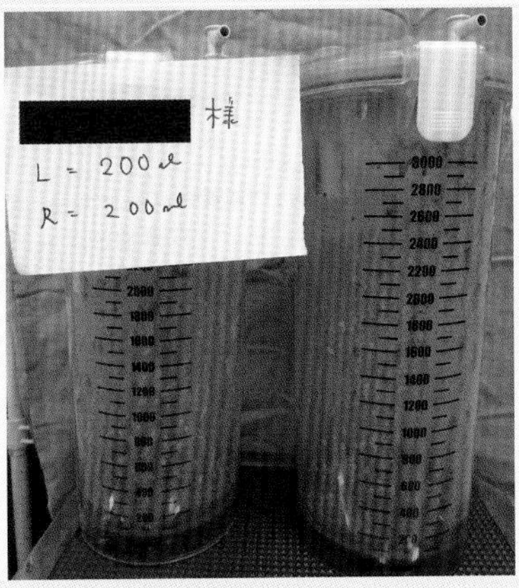

吸引した脂肪. 吸引量は両側ともに200mL.

7 開口部の閉創

　吸引口を縫合します(図15). そして弾力テープで全周テープ固定して手術は終了です. ドレッシング, テープ固定はほどほどに強くします. また縫合部からは術後出血(出血と患者さんは言いますが, 本当はすでに皮下に溜まっていたもの, つまり貯留腋が排液されるもので, 術後の出血ではないのですが)が見られることが多いので, そこは十分に厚いガーゼでカバーしておきます.

図13
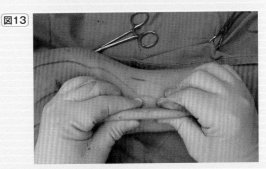
脂肪吸引の成果の確認.

8 術後のケア

　テーピングがあまりにきつすぎると, 前腕と手に浮腫が起こりますから, その場合は来院してもらってテープを緩めます. 基本的には1週間そのテープ固定を我慢してもらいます.

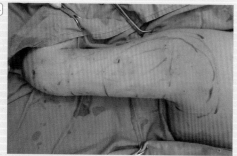

図14

反対側の脂肪吸引も終了.

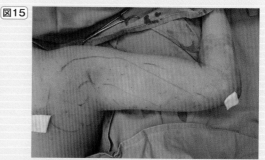

図15

開孔部の閉鎖. その後テーピング.

9 術後の腫れの消退

　この部位は下半身と比べ，術後の腫れが最も少なく，また引きやすいので，早く結果が見えてきます（術後2週間でも明らかにスリムになった状態がはっきりわかります（図16）. そのため患者さんにはとても喜ばれます.

　また，術後しばらくは皮膚の感覚が鈍いこと，圧痛も軽いながらあることが当然考えられますので，術前に説明はしますが，そういう症状はかなり早く消退するものと説明します.

　術後2ヵ月もすれば，ほとんど腫れは引いています（図17）.

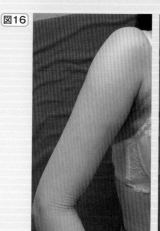
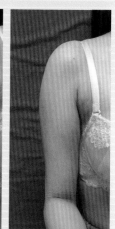

図16

術後2週間で，ほとんど腫れは引いています.

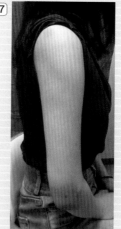
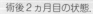
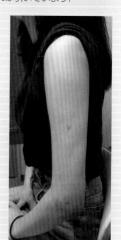

図17

術後2ヵ月目の状態.

Supplement

一歩後からついていくナースと，一歩先を行くナースの差

　手術の助手につくナースには，手術中に術者の後をついていく助手，つまり，筋鉤やスキンフックを術者の指示のままにそつなく行ったり，糸切りを正確に行うことができたり，術者の指示通りできればそれでよいとするナースと，さらに進んで常に一歩先を読み，術者が次の仕事をスムーズにできるような水先案内人になることを目指すナースと，2通りのナースがいるものです．

　多くのナースは前者で，それでナースの役割としては十分と考えています．それで十分には違いありません．しかし，プロのナースとなると，後者の方，つまり水先案内ができるナースを目指していただきたいと筆者は思うわけです．後者は手術の助手をする医師の域に近いわけですが，これができるナースは，術者にとっては，医師に助手をしてもらうよりもスムーズに手術がはかどります．医師はどうしても自分が手術をするとしたらと考えるので，術者にとっては邪魔になることがあるのです．「プロフェッショナルナース」の場合は自分が術者にはなりませんが，術者が手術をしやすいようにガイド，つまり水先案内をするのですから，術者は非常に手術がしやすくなるのです．そして，これが常にスムーズにいくと，ナースにとっても自分がより深く手術に参加している実感が得られると思うのです．ですから筆者は後者のナースを育てたいと常に考えているのです．

20. 脂肪注入術 顔面

ランクB

脂肪注入手術は，「加齢によって凹みを生じた部位に，ドナーから脂肪を採取して，注入する」という，単純な施術なのですが，実際に行ってみると，手技的にはなかなか複雑で，うまく仕上げることができないものです．それゆえ習得することを断念する人が多く，この手術を得意とする美容外科医は全国的に見ても，非常に少ないのが現状です．

　しかし，日本で脂肪注入術が始まった時（1990年頃）からコツコツと地道に症例を積んできた筆者としては，もっと普及してもよいのではと思います．顔面の加齢による陥凹を，脂肪を注入することで若返りを図ることは，メスを使わないでできるので，患者さんにとっても利点が大きい施術です．これはフェイスリフト手術に勝るとも劣らないほどの若返り手術です．もちろん手術の方法には30年の間に改良を加えました．それなりの進歩もありよい結果もかなり積んでいます．

　もう一つ大きな進歩は，脂肪幹細胞の発見です．2000年頃までは幹細胞の存在すら知られていなかったのです．脂肪幹細胞の発見で，脂肪細胞の容積が増加することがわかり，脂肪注入術はさらに普及する傾向が出てきました．脂肪注入術は脂肪の採取から脂肪注入の直前までかなり工程が多いので，助手であるナースの仕事量も多いことには違いありませんが，筆者が手を貸す必要もなく，皆しっかりこなしています．**(1)吸引採取脂肪を遠心分離器にかける，(2)かけ終わったら，脂肪注入に用いる脂肪だけを取り出す，(3)別のシリンジに入れて，実質脂肪の計測をする，そして(4)注入できるように1mLのシリンジに詰め替える，**ことなどが主な内容です．

《症　例》

　症例は49歳女性で，顔面の脂肪注入術を希望して来院しました（図1）．この症例では，下眼瞼下部，ほうれい線，眉間のしわ，くぼみに脂肪注入をすることにしました．

■ナースの作業■

① 脂肪注入部位のマーキングの介助
② ドナーの消毒
③ 局所麻酔の介助
④ 顔面の消毒と局所麻酔の介助
⑤ 脂肪の吸引採取の介助
⑥ 採取脂肪を遠心分離器にかける作業
⑦ 不要液の排液
⑧ 注入脂肪の準備（1mLシリンジに詰める作業）
⑨ 脂肪注入の介助，注入孔のテーピング
⑩ 術後の清拭
⑪ クーリングシートの貼り付け
⑫ 術後生活の指導

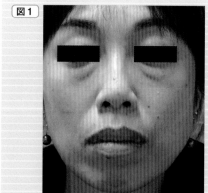

図1

術前．49歳女性，顔面に脂肪注入を希望して来院．

手術の工程

1 脂肪注入部位のマーキング

　患者さんの希望を聞いたうえで下眼瞼下部,
ほうれい線そして眉間部位の脂肪注入部位をマ
ーキングしておきます（図2）.

2 ドナーの消毒

　大腿部を第一選択としています. その理由
は, 比較的線維質の多い硬い脂肪が採取できる
からです. 患者さんの要望の多い腹部の脂肪
は, ぶよぶよ系で柔らかいので線維質が少な
く, あまり顔には注入したくないのです.

3 ドナーの局所麻酔

　0.5％キシロカインE®を50mL注射しま
す. これが通常の使用量です.

4 顔面の注入部位の消毒, 局所麻酔

　次いで, ドナーの麻酔が効いてくるまでの待
ち時間に, 顔面の注入部位の消毒, 局所麻酔を
行います. このように麻酔の効いてくるまでの
待ち時間に次のステップの準備をするのは, 実
際の手術では「時短」につながるため, 大切な
要領です.

5 脂肪の吸引採取

　20mLのシリンジに直径2mmのチューリ
ップカニューレ*をつけて, 吸引採取します.
まず18G針にてカニューレ用の穴をあけて

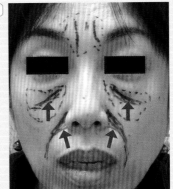

図2　脂肪注入部位
をマーキング
します. 矢印
は皮下剥離を
施す部位.

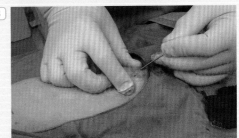

図3　脂肪吸引するドナー（大腿部）の皮切.

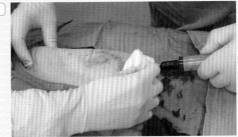

図4　ドナーからの脂肪吸引の開始.

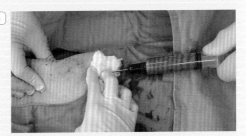

図5　ドナーからの脂肪吸引採取.

（図3），カニューレを刺入して，脂肪を吸引します（図4，5）．脂肪吸引したドナー部位は，術後血腫を予防するためにしっかりと圧迫テープ固定をします（図6）．そして，吸引した脂肪をウェイトフィルターをセットしたシリンジに入れます（図7）．

6 採取脂肪の遠心分離

　吸引脂肪と同量の水を入れたシリンジを反対側にセットして，遠心分離（毎分2,520回転で3分）します（図8）．その結果は図9のように3層に分離されています．最上部が破壊された脂肪細胞の油滴，そしてウェイトフィルター，その下が有効な脂肪，最下部が血球を伴う血漿と麻酔液が混ざったもので，きれいに3層に分離されています（図9）．次に油滴を吸い出したのち（図10），上からプッシュして最下層の血液水分を排除します（図11，12）．これらはすべてナースが行います．

7 脂肪の注入準備

　分離脂肪のみををシリンジに注入します．これが有効な注入用の脂肪になります（図13）．
　この遠心分離器を用いて採取する方法を用いるまで，つまり脂肪注入術初期の頃は，茶こし器で洗浄していました．その方法では，不要の血液は流せるのですが，脂肪注入に残したい血小板や近年最も大切とされている脂肪幹細胞まで，かなりの量が失われていることがわかりました．現在では，生理食塩水での洗浄は必要な注入材料のロスが多すぎるとして，採取した脂肪はほとんど洗わないで血液水分と破損脂肪の油滴だけをガーゼに吸引して脂肪注入に用いる

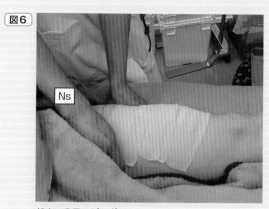

図6　ドナーのテーピング．

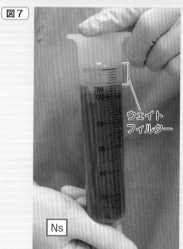

図7　採取脂肪をウェイトフィルターをつけた50 mLシリンジに詰めます．

ウェイトフィルター

Ns

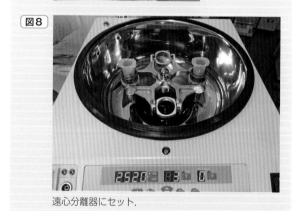

図8　遠心分離器にセット．

📖 Foot Note
＊カニューレ：p. vi〔用語一覧〕参照．

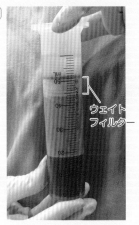

遠心分離3分間できれいに
3層に分離した状態です.

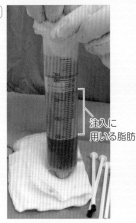

まず最上層のオイルをガ
ーゼにて吸引します.

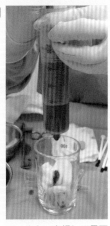

フィルターを押して最下
層の水性部位を排出.

のがよいとされています.

また,「**脂肪幹細胞**」というのは,脂肪注入術が始まった1990年頃はまったくその概念がなく,脂肪細胞は成人では数が一定していて増殖するものではないとされていたのです.しかし,これは幹細胞でも脂肪組織の中に存在し,何にでも変化する可能性があるので,当然脂肪細胞にも変わりうる細胞なのです.そういう細胞の存在が2000年以降に発見され,細胞学が一段と発展することになったのです.そこで,脂肪幹細胞を含んだ脂肪粒を脂肪注入に用いることで,脂肪注入術の成果が向上しました.

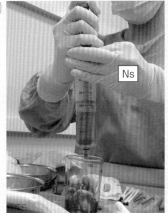

水性部位の排出終了.シリンジに有効な脂肪のみ残った状態.

8 脂肪の注入

1mLのシリンジ数本に脂肪を詰めて,注入の準備をします(図14).これもすべてナースが行います.

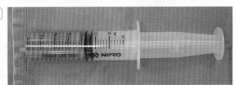

脂肪注入に使える脂肪を別のシリンジに移行.

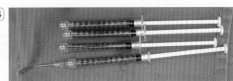

1mLのシリンジに詰め替え.

図15 水平重積注入法

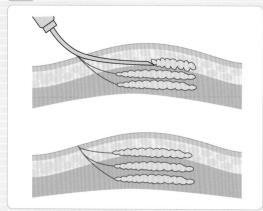

図16 垂直上方注入法

シリンジを
持つ手と反対
の手の指

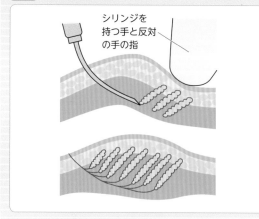

図17

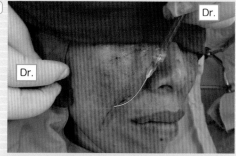

脂肪注入の開始.

図18

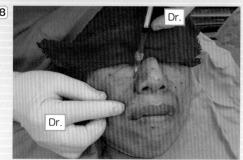

ほうれい線部位は同じ 18G 針で皮下剥離します.

図19

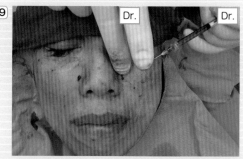

下眼瞼下部の脂肪注入は垂直上方注入法で行います.

図20

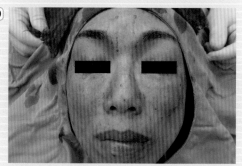

下眼瞼下部. ほうれい線の注入.

　その操作の間に，術者は脂肪の注入部位の麻酔を行い，注入の準備を行います. 脂肪注入には 18 G 針を曲げて注入をするのですが（図 15〜17），垂直上方注入をしやすい向きにしておくと，スムーズな脂肪注入ができます.

　ほうれい線部位は 2 mL の注入ですが，半分の量を注入したのち，同じ **18 G 針にて皮下の層を剥離**します（図 18）. そして残りの脂肪を注入します.

　頬部は**垂直上方注入法**で注入しました（図 19，20）. 眉間も脂肪注入して（図 21），脂肪注入を終了です（図 22）.

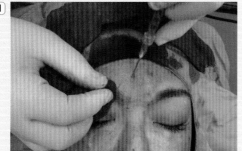

図21

眉間部の注入.

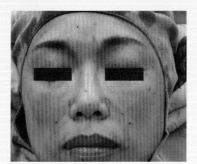

図22

脂肪注入終了時の状態.

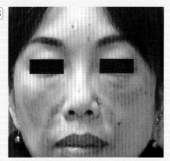

図23

術後2日目（正面）.

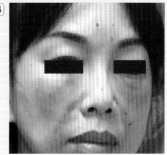

図24

術後2日目（右斜方向）.

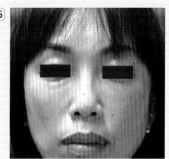

図25

術後1.5ヵ月目（正面）. 昼間もマスクの下には冷えピタシートを貼って冷却しています.

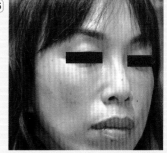

図26

術後1.5ヵ月目（右斜方向）. 経過良好です.

9 術後のケア

　注入された脂肪粒は毛細血管がつながるまでは生死の境目をさまようことになります. そのため術後は, 局所の安静, 低温状態を保つことが必要です.

　手術終了時（図22）, 術後2日目（図23, 24）, 術後1.5ヵ月目（図25, 26）です. 十分に脂肪注入の効果が得られています. ただし, 脂肪注入後の脂肪の生着には筆者がいろいろ工夫してはいますが, まだ結果にはむらがあります. しかし脂肪が順調に生着すれば, この若返り効果はほかの手術やヒアルロン酸注入法では得られないほど高くなります.

21. 豊胸術（1）バッグ

ランクB

豊胸術は基本的にシリコンバッグを乳腺下，大胸筋下に挿入して，乳房を大きくするのですが，歴史的にはいろいろなことがありました．

シリコンバッグは，シリコンの袋の中にシリコンジェルが入っているのですが，袋の材質が薄くてシリコンジェルが周囲に染み出して，それが異物反応を起こして徐々に線維化が起こり，固い被膜形成を生じるため，一時的にバッグは使われなくなりました．

その後登場したのはシリコンジェルの代わりに，安全な生理食塩水を入れるバッグです．安全性はよいのですが，バッグの中身の生理食塩水が漏れたり，破損することもあります．また，バッグが破損した場合は急激にしぼんでしまいます．

結局現在は，バッグの材質が少々厚いものでシリコンジェルが入ったものに落ち着き，バッグの表面がスムーズ（smooth）タイプと，コヒーシブ（cohesive）タイプつまりざらざらのものとが使用されています．

《症　例》

症例は 43 歳女性です．ほとんど平坦な乳房なのであまり巨乳を求めるのではなく，ほどほどの大きさの乳房を期待して，シリコンバッグの豊胸術を選択しました．

ナースの作業

① 術野の消毒，乳頭パッチ貼り付け
② 点滴輸液路の確保
③ 局所麻酔の介助
④ 鎮静剤の注入
⑤ 皮切皮下剥離の介助
⑥ バッグ挿入の介助，筋鈎
⑦ 止血，ガーゼパックの介助
⑧ シリコンバッグの準備
⑨ 生理食塩水の準備
⑩ 持続吸引ドレーンの準備
⑪ 持続吸引ドレーンの刺入の介助
⑫ シリコンバッグ挿入の介助
⑬ 生理食塩水の注入の介助
⑭ 閉創の介助
⑮ ドレッシングの介助
⑯ 持続吸引チューブのセッティング
⑰ 術後ケアの説明と指導

手術の工程

1 バッグの大きさの決定

手術に先立ち，まずは大きさの決定をします．
これは患者さんとの話し合いで決めます．患者さんの生活環境，好みなどによって決まります（図1）．

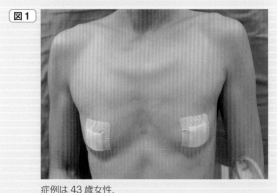

図1

症例は 43 歳女性．

2　輸液路の確保

まずは点滴と鎮静剤の量を決めます．アルコールに強いか弱いかが決め手の一つになります．

3　術前の準備

剥離範囲のマーキングをします（図2）．その後術野の消毒をします．

鎮静剤を注入した後，局所麻酔をします．片方で40 mL程度の用量が必要です．

4　皮膚切開と皮下剥離

腋窩に5 cmの皮膚切開を加え皮下を剥離します．そして大胸筋の下の層の剥離を行います．

5　バッグの挿入スペースの作製

さらに，指や剥離子を用いてあらかじめ予定していた範囲を剥離して，バッグの挿入スペースを作ります．

6　バッグの試験挿入

バッグのスペースが予定通り剥離できているかを確認するために，バッグをテスト的に挿入します（図3）．生理食塩水を100 mLくらいバッグに注入した時点で，剥離が確実にできているかを確認します（図4）．できていない時は，いったんバッグを取り出して，剥離操作を行います．

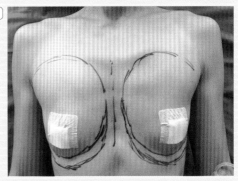

図2　剥離範囲のマーキング．

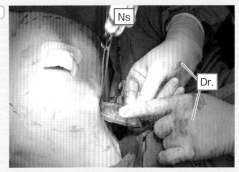

図3　折りたたんだバッグの仮挿入．

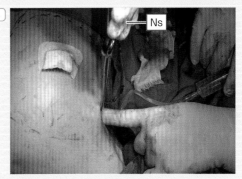

図4　生理食塩水を100 mLくらい注入してスペースの剥離を確認．

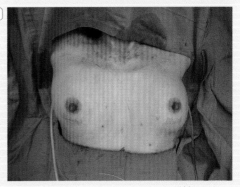

図5　生理食塩水を予定の200 mLずつ注入し閉創．

7 ドレーン*の挿入

バッグの本格挿入の前に持続吸引ドレーンを挿入しておきます．

8 バッグの挿入と生理食塩水の注入

バッグにつないだチューブから，生理食塩水を 200 mL 注入します（図5）．両方の胸に確実に入っていることを確認したのち閉創操作にかかります．

9 創の閉鎖

まずは 4-0 ナイロン糸にてバッグのスペースを閉じます．その後，皮下縫合，皮膚縫合にて創を閉じます（図5）．

10 吸引バッグのセット

バッグスペースを陰圧に保つようにセットします．これは，術後の出血によってバッグスペース内に血腫をつくり，それがバッグ周囲の被膜形成の原因になるからです．

11 ドレッシング*

手術直後はしっかりとテーピングします．抜糸は1週間後に行います（図6，7）．

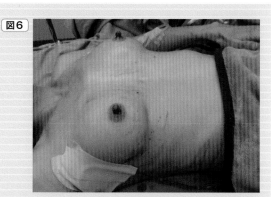

図6
ドレッシングの完了．

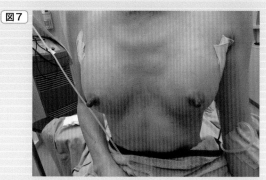

図7
手術終了（座位になったところ）．

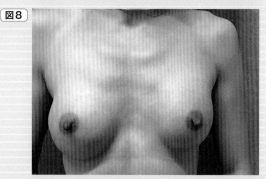

図8
術後3ヵ月半．

📖 **Foot Note**

＊ドレーン／ドレッシング：p. vi［用語解説］参照．

12 術後のケア

　術後のマッサージとは，バッグの周囲にできる被膜が狭く厚くならないようにする重要な術後操作です．そのためには，バッグを上下左右に強く押してバッグのスペースに余裕を持たせます．術後半年から1年は1，2ヵ月に1回経過観察します（図8，9）．

13 思いがけないアクシデント

　シリコンバッグはごくまれに破損することがあります．それは生理食塩水バッグでもシリコンバッグでも同様に可能性はあります．

　この症例は術後6年目にシリコンバッグが破損しました．このバッグが破損すると，バッグの中身の水が漏れるのですから2，3日中にぺちゃんこに小さくなります（図10）．破損が明らかになったら1ヵ月以内にできるだけ早くバッグの入れ替えが必要です．あまり長期間放置すると，バッグスペースが縮小してしまい，再挿入する時に剥離の必要があり，余分な手間がかかることになります．

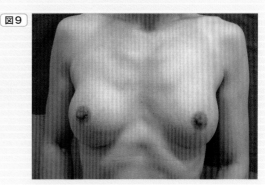

図9　術後1年2ヵ月.

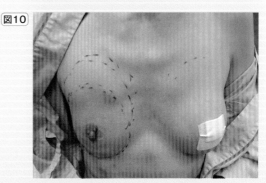

図10　術後6年. 片側のシリコンバッグが破損.

バッグの再挿入手術

　バッグの入れ替え手術では，その必要が生じてからの時間的な長短によって手術方法が変わってきても仕方がありません．長期にわたる場合は，もともとに存在するカプセル（シリコンバッグを包み囲む被膜のこと）の状態が変化します．その場合は一からの手術となります．

1 手術のアプローチ

　まず，アプローチをどこからにするかを考えます．この症例の場合，シリコンの破損から日

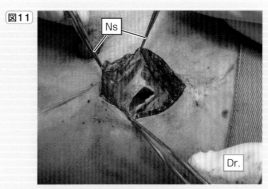

図11　シリコンバッグを取り出した状態. 白く見えているのがカプセル.

が浅いことから，患者さんには手術の簡便さを強調して，（バッグのすぐ近くの）乳房下縁切開からのアプローチを勧めます．腋窩からの手術になると手術が煩雑になるからです．もちろん，その患者さんが乳房を露出することを職業にしている場合は別です．

2　局所麻酔

　このケースでは乳房下縁切開の周辺のみの麻酔にとどめました．

3　皮膚切開とカプセルの露出

　カプセルを露出すると，その厚さもわかり，その中にあるバッグも見えてきました（図11）．

4　バッグの取り出しと再挿入

　バッグ（図12）を取り出して，内腔を洗浄して，新しいバッグを挿入します（図13）．内腔はほとんど縮小しておらず，そのまま閉じても問題はない状態でした．

5　創の閉鎖

　カプセルを閉鎖して，皮下，皮膚を閉じて手術の終了です（図13）．

6　術後のケア

　術後は特にマッサージも必要がありません．１ヵ月くらいは強い圧迫を控えておくくらいです．新しい乳房は完全に復活しました（図14）．

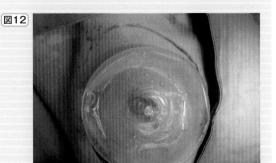
図12　取り出したシリコンバッグ（生理食塩水はすべて除去）．

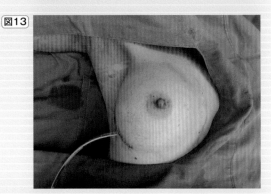
図13　新しいシリコンバッグを挿入し，創を閉鎖．

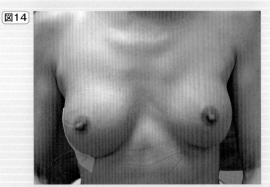
図14　乳房の復活．

22. 豊胸術（２）脂肪注入

　この手術方法は，豊胸術は受けたいけれど，異物を体内に入れることには抵抗があり，かつ**臀部や大腿部に皮下脂肪が捨てたいほど余っている人**には，とても好都合な手術です．捨てたい皮下脂肪をリサイクルして胸を大きくするのですから，**一石二鳥の手術そのもの**です．ただし注入した脂肪はすべて生着するとは限りませんので，50％くらいが生着すると考えるのが妥当です．もちろん今後は注入脂肪の生着率がもっと向上していくとは思います．

　脂肪注入による豊胸術が非常にうまくいくケースは，筆者の経験では，もともとかなり大きな乳房が加齢と共にしぼんでしまった状態に脂肪を注入する場合で，とてもよい結果が期待できます．逆にもともとの乳房が小さい場合には，いくら多くの脂肪を注入してもあまりよく生着することは期待できません．つまり，**もともとの容量が大きく影響する**と考えられます．

《症　例》

　症例は，臀部・大腿部を中心に，脂肪吸引したいところがあり，おまけに胸が完全に平坦という条件が揃っているケースです．患者さんは「脂肪吸引がしたい，でもせっかく脂肪を吸引するのなら，それを胸に注入もしてみたい」という希望でした．「脂肪の吸引と脂肪注入では，どれくらいの期待度がありますか？」という質問には「５対５くらいです」という答えでした．それで，この２つの美容外科手術を同時に行うことになったのです．

■ナースの作業■

① 点滴輸液路の確保
② ドナーの消毒
③ 鎮静剤の注入
④ ドナーの局所麻酔の介助
⑤ 脂肪吸引と吸引脂肪の貯蔵瓶のセット
⑥ 脂肪吸引の介助
⑦ 吸引脂肪の遠心分離
⑧ 遠心分離脂肪の取り出し
⑨ 脂肪注入用脂肪の確保
⑩ 脂肪注入用乳房部位の消毒
⑪ 乳房部位の局所麻酔の介助
⑫ 脂肪注入のための５mL シリンジに脂肪を詰める作業
⑬ 脂肪注入の介助，注入本数のカウント
⑭ 脂肪注入部位の閉創の介助
⑮ リバースの注入
⑯ テーピングの介助
⑰ 術野の清拭
⑱ 乳房部位の包帯固定の介助
⑲ 術後生活の指導

手術の工程

1 脂肪採取部位の確認

　術前の胸の状態は完全に平坦です．大きくしたい，という気持ちは十分にわかります（図１，２）．

　脂肪の吸引を希望する部位はだいたい決まっ

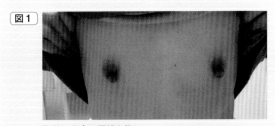

図1

術前．完全に平坦な胸．

ています．客観的に見ても，脂肪を吸引すると
よいなと思える部位に脂肪が余分に蓄積した状
態です（図3，4）．患者さんが希望する部位を
観察してどれくらいの脂肪が採取できるかはあ
る程度予測が立ちます．期待が大きすぎる場合
は前もって患者さんに説明しておくことも大切
です．なぜなら，**吸引採取脂肪は注入移植に使
える量が約3分の2，そしてそれを脂肪注入し
て生着するのが約半分です**．このことを説明す
れば，過度の期待はできないということもわか
るのです．

2 点滴の確保，鎮静剤，局所麻酔

　まず，脂肪吸引部位の麻酔から始めるのです
が，点滴から鎮静剤を入れて，朦朧状態にして
から麻酔の注入に入ります．麻酔はチュメセン
ト法*で行います．脂肪の吸引量は経験で予測
がつきますから，基本は麻酔のための注入液の
量をだいたい同量とします．このケースでは臀
部・大腿で約500 mLの脂肪が吸引できると
予測しましたので，麻酔液（チュメセント液）は
1％キシロカインE®50 mL，0.25％マー
カイン®50 mLを生理食塩水400 mLで薄め
て麻酔液としました．麻酔液は，吸引にて半分
は回収するつもりで臨みますので，極量の2倍
を使ってもいけると考えます．ただし，アルコ
ールに非常に弱い体質のケースでは麻酔液を
各々40 mLずつと控えめにします．

3 脂肪吸引

　そして，脂肪吸引の操作に入りますが，吸引
チューブの途中に採取脂肪を取り込むビンをセ
ットして，脂肪を取り出します．目標は500 mL
です（図5）．

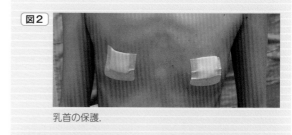

図2

乳首の保護．

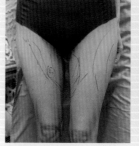

図3　　　　　　　図4

術前（正面）．吸引部位のマー　術前（後面）．吸引部位のマー
キング．　　　　　　　　　　キング．

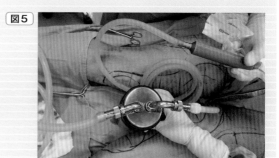

図5

吸引チューブと採取ビンをセットした状態．

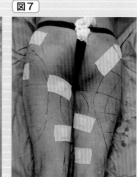

図6　　　　　　　図7

脂肪吸引終了時（正面）．　　　脂肪吸引終了時（後面）．

📖 **Foot Note**
....
＊チュメセント法：濃度の薄い局所麻酔液を手術部位に多めに注射して行う脂肪吸引の方法．

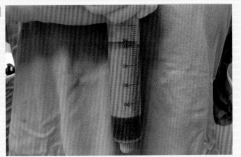

ウェイトフィルター付きシリンジにて遠心分離したところ. 中央部のオレンジ色の層が注入に用いる脂肪です.

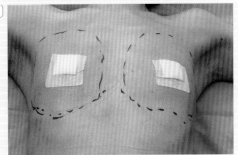

脂肪注入直前. 注入範囲をマーキングします.

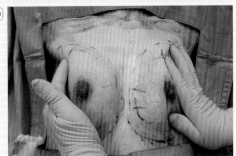

脂肪注入直前. 局所麻酔を片側 40 mL ずつ注入します.

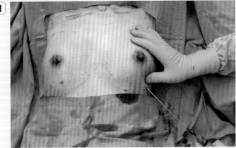

注入部位を決めます.

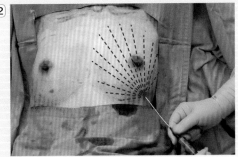

放射状に脂肪を注入していきます.

この操作で, 脂肪吸引という一つの手術が終了したことになります. 普通はこれで吸引の穴を閉じてテーピングして終了です（図6, 7）. 今回の手術は第2部の脂肪注入術があり, それが豊胸という大きな目的でもあります.

4 脂肪の遠心分離

採取した脂肪を, ウェイトフィルター付きシリンジに入れ, 遠心分離して（図8）, 脂肪注入用の脂肪を取り出します.

脂肪吸引の途中から, もう１つのチームは, 採取した脂肪の遠心分離操作に入っています. 遠心分離は完全にナースの作業となります（図8）. １回の脂肪の遠心分離には 100 mL の吸引脂肪を回しますが, その中で注入に使える脂肪は 60 ％くらいです. 吸引した脂肪に余分があれば冷凍保存に回します. 今回の脂肪注入には両側の胸に合計 300 mL の注入脂肪があれば十分です.

5 乳房部位の麻酔

次に胸部の麻酔に入ります. 片側 40 mL 程度, 乳房の周囲に麻酔します. あらかじめ注入部位にはマークをしておきます（図9, 10）.

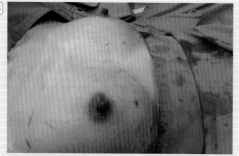

常に外観の形状を見ながら，ドーム状になるように注入していきます．

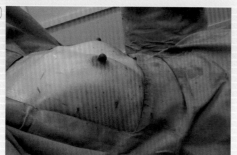

脂肪の注入部位の閉鎖．

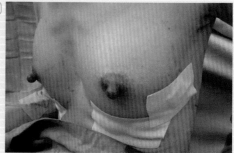

テーピング固定して，手術終了．

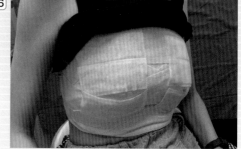

術後2日．

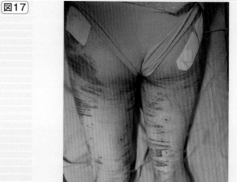

術後5日．

6 脂肪の注入

　片側に2ヵ所の注入部位を決めます．そこから放射状に注入をしていきます（図11，12）．

　大切なことは，カニューレ*が同じ穴（トンネル）に入らないように少しずつでも刺入位置をずらすことです．もう1つはカニューレを後退させる時に脂肪を置いていくつもりでトンネルに残していくのですが，理想はきれいなヌードル状に入っていることが望ましいのです．また常に外観の形状を見ながらドーム状の乳房の形状を作っていくことをイメージします（図13）．

📖 Foot Note
....
＊カニューレ：p. vi ［用語一覧］参照．

7 創の閉鎖と固定

注入を終了した後，脂肪の注入部位を閉じます（図14）．そしてテーピング固定をして手術は終了です（図15）．

8 術後ケア

術後は局所の安静と冷却（cooling）が大切です．冷却シートが役に立ちます（図16）．ドナー部位はしっかりテーピングをしますが，それでも皮下出血斑が出ることはあります（図17）．

術後の経過観察（図18〜20）は，術後3ヵ月まではしっかり行います．術後3ヵ月で注入脂肪のボリュームの減少がだいたい治まります（図20）．この時点で脂肪細胞の生着がはっきりしたと判断してよいと思います．また脂肪吸引した部位も術後はしっかりとコルセットをしておけば2，3ヵ月でほぼ腫れが引きます．

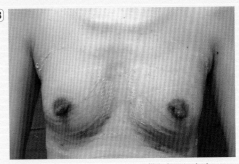

図18

術後1週間．豊胸術の状態はよく保たれています．

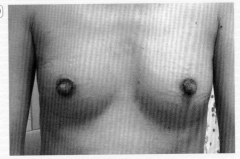

図19

術後1ヵ月．脂肪注入術直後の状態に比べると容量は減少していますが外観上の形態はよく保たれています．

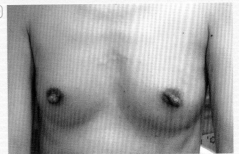

図20

術後3ヵ月目の状態．術後3ヵ月経過すると，これ以上は容量の減少はほとんどないとみてよいです．

<del><del></del></del>

133

INDEX

[著者略歴]

市田正成 (いちだまさなり)

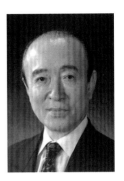

1945年2月13日生まれ
1970年　京都府立医科大学卒業
　　　　同大学整形外科学教室入局
1974年　朝日大学附属村上記念病院整形外科助手
1977年　北里大学形成外科学教室講師
1979年　京都府立医科大学眼科学教室　客員講師兼任
1980年　朝日大学附属村上記念病院形成外科講師
　　　　近畿大学皮膚科形成外科 非常勤講師兼任
1985年　市田形成外科開業
1995年　医療法人社団いちだクリニック(改称)理事長，院長
　　　　現在に至る

資格　日本形成外科学会認定医
　　　　日本美容外科学会専門医
　　　　1998年　日本美容外科学会会長を務める(第21回日本美容外科学会総会開催)
　　　　日本臨床形成美容外科医会理事
　　　　2014年　福岡大学形成外科臨床教授
　　　　2016年　日本美容外科学会(JSAPS)名誉会員

著書　形成外科手術アトラスⅠ，Ⅱ(共著)
　　　　美容外科手術プラクティス1，2(編著)
　　　　スキル外来手術アトラス (改訂新版)
　　　　スキル美容外科手術アトラスⅠ．眼瞼(第2版)
　　　　スキル美容外科手術アトラスⅡ．脂肪吸引・注入術
　　　　スキル美容外科手術アトラスⅢ．鼻
　　　　ホクロ手術図鑑
　　　　匠が教える美容外科注入術
　　　　脂肪注入移植術 (共著) (編著：浅野裕子・関堂　充)
　　　　スキル プロフェッショナル外科ナース入門 【本書】

現住所　いちだクリニック
　　　　〒500-8351　岐阜県岐阜市清本町10-18
　　　　TEL：058-253-5911，FAX：058-252-2481

検印省略

目指せ！デキる看護師
スキルプロフェッショナル
外科ナース入門
定価（本体 3,000円＋税）

2022年3月1日　第1版　第1刷発行

著　者　市田　正成
　　　　（いちだ　まさなり）
発行者　浅井　麻紀
発行所　株式会社 文光堂
　　　　〒113-0033　東京都文京区本郷7-2-7
　　　　TEL（03）3813 - 5478（営業）
　　　　　　（03）3813 - 5411（編集）

© 市田正成, 2022　　　　　　　印刷・製本：シナノ印刷

ISBN978-4-8306-4680-5　　　　Printed in Japan